Travail du service de M. le Dr BROCQ, exécuté sous la direction de M. le Dr LENGLET, préparateur d'Electrothérapie du service

L'IONISATION EN DERMATOLOGIE

Conclusion de six ans de pratique hospitalière 1902-1908

(Broca, St-Louis)

PAR

Le Docteur M. SOURDEAU

De la Faculté de Médecine de Paris
Ancien externe des Hôpitaux et de l'Hôpital St-Louis
Médaille de bronze de l'Assistance publique

VRBI ET ORBI

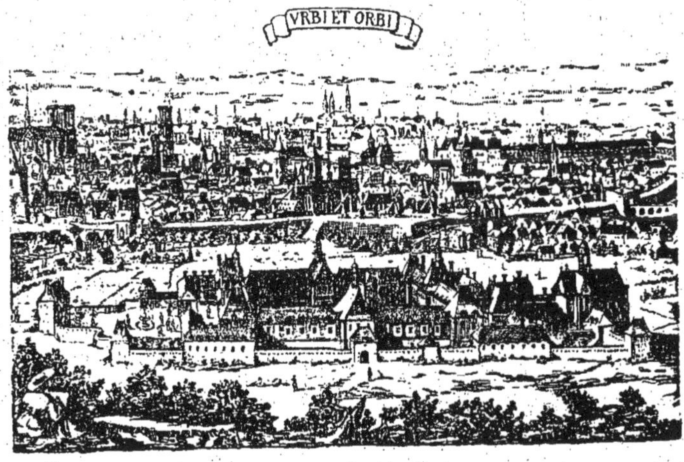

L'Hospital Saint-Louis en 1620

PARIS

LIBRAIRIE DES FACULTÉS DE MÉDECINE

OLLIER-HENRY

8, Rue Casimir-Delavigne, 8

1908

Travail du service de M. le Dr BROCQ, exécuté sous la direction de M. le Dr LENGLET, préparateur d'Electrothérapie du service

L'IONISATION EN DERMATOLOGIE

Conclusion de six ans de pratique hospitalière 1902-1908

(Broca, St-Louis)

PAR

Le Docteur M. SOURDEAU

De la Faculté de Médecine de Paris
Ancien externe des Hôpitaux et de l'hôpital St-Louis
Médaille de bronze de l'Assistance publique

VRBI ET ORBI

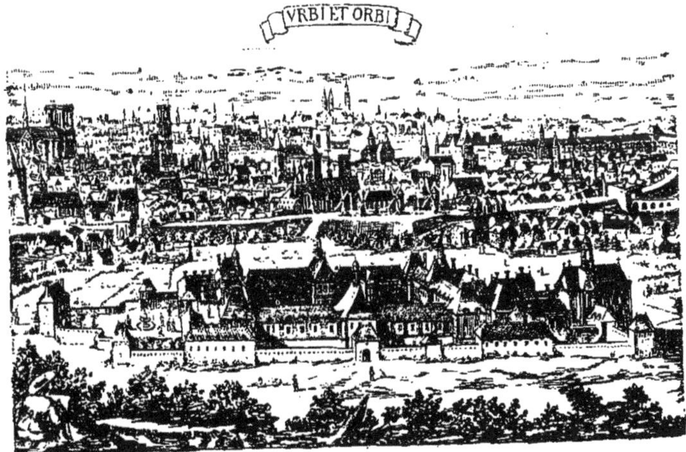

L'Hospital Saint-Louis en 1620

PARIS
LIBRAIRIE DES FACULTÉS DE MÉDECINE
OLLIER-HENRY
8, Rue Casimir-Delavigne, 8

1908

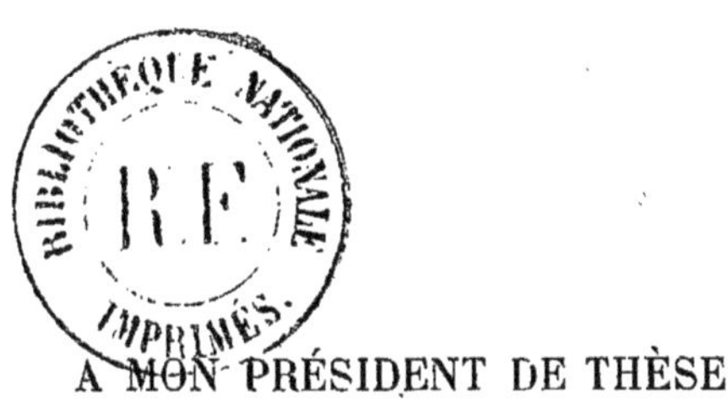

A MON PRÉSIDENT DE THÈSE

M. le Professeur GILBERT

Professeur de thérapeutique
Membre de l'Académie de Médecine
Médecin de l'Hôpital Broussais
Chevalier de la Légion d'Honneur

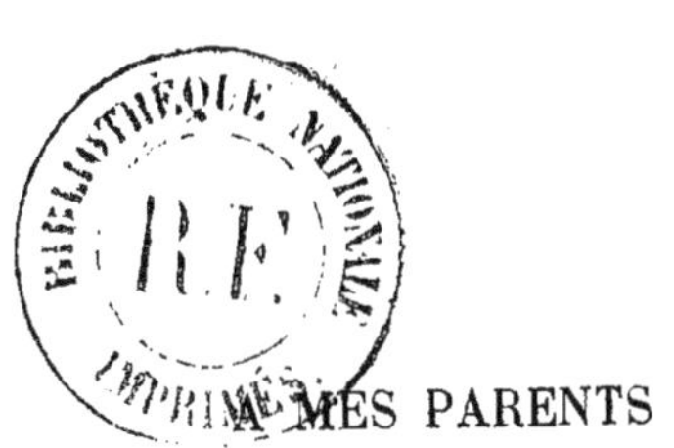

A MES PARENTS

A MES AMIS

A MES MAITRES DANS LES HOPITAUX

M. le PROFESSEUR DEBOVE

Ancien Doyen de la Faculté de Médecine
Membre de l'Académie de Médecine
Médecin de l'Hôpital Beaujon

M. le PROFESSEUR AGRÉGÉ TROISIER

Membre de l'Académie de Médecine
Médecin de l'Hôpital Beaujon

M. le PROFESSEUR AGRÉGÉ JALAGUIER

Chirurgien de l'Hospice des Enfants Assistés

M. le DOCTEUR TALAMON

Médecin de l'Hôpital Bichat

M. le DOCTEUR BROCQ

Médécin de l'Hôpital St-Louis

M. le DOCTEUR BOISSARD

Médecin de la Maternité de l'Hôpital Tenon

M. le DOCTEUR LENGLET

Préparateur d'électrothérapie et de radiothérapie à l'Hôpital St-Louis

M. le DOCTEUR GASTOU

Chef du Laboratoire Central de l'Hôpital St-Louis

A LA MÉMOIRE DE MES MAITRES TRÈS REGRETTÉS

MM. LYOT, CHEVALIER

AVANT-PROPOS

M. le Docteur Talamon me permettra de lui dire le souvenir ému que j'ai conservé des dix-huit mois passés dans son service. Le témoignage que je voudrais lui donner de mon respectueux attachement va plus loin que les expressions ne le font sentir. Il m'a initié à la médecine clinique, et j'ai compris, en le voyant faire, tout le devoir du médecin envers les malades.

M. le Docteur Jalaguier a été plus qu'un maître puisqu'il a su, par son grand talent chirurgical, nous épargner un immense chagrin. Il ne s'étonnera donc pas que je lui exprime ici toute la gratitude d'un élève, et, si j'ose l'ajouter, d'une famille.

M. le Docteur Brocq m'a laissé dans son service la liberté de m'adonner tout particulièrement à l'étude de l'électrothérapie des dermatoses. Je lui dois un sentiment de reconnaissance d'autant plus vif que cette thèse est faite entièrement de documents émanés de son service, et qu'elle expose les résultats qu'on y a obtenus en plusieurs années de pratique de l'ionisation.

Je dois des remerciements particuliers : à M. le Docteur Lenglet, chef de laboratoire d'électrothérapie du service de M. le Docteur Brocq à l'hôpital Saint-Louis, dont je suis heureux d'être l'ami après avoir été l'élève. Il m'a donné l'idée de ce travail et il l'a dirigé en me faisant profiter à la fois de documents accumulés et de l'expérience acquise par une pratique de plusieurs années. Je le prie d'agréer ici l'hommage de ma profonde reconnaissance.

Je remercie le professeur Gilbert de l'honneur qu'il m'a fait en acceptant la présidence de cette thèse. Je le prie de recevoir, avec mes hommages respectueux l'expression de mes sentiments très reconnaissants.

INTRODUCTION

La bibliographie qui accompagne ce travail fait remonter l'origine de l'ionisation à une époque assez reculée pour qu'il soit surprenant de ne pas lui avoir vu prendre parmi les méthodes de thérapeutique physique, une place plus éminente.

Il semblait, jusqu'à ces dernières années, qu'elle fut une méthode tout à fait accessoire, insuffisante même et que l'oubli dans lequel elle s'effaçait fut la conséquence de son inactivité.

Cependant, elle attira vers la même époque (1902-1903), l'attention de divers expérimentateurs qui en commencèrent isolément l'étude.

C'est ainsi, que dès 1902, M. le docteur Lenglet, entreprenait à l'hôpital Broca, dans le service du docteur Brocq, une série de recherches sur les applications cliniques de l'ionisation. Ces recherches ont été poursuivies à St-Louis, jusqu'à ce jour, et si les résultats en sont restés inconnus, c'est que rien ne justifie moins une méthode que les succès partiels trop rapidement annoncés.

Malgré les publications qui se succédèrent à intervalles rapprochés, le docteur Lenglet continua donc à appliquer l'ionisation sans chercher à conclure prématurément.

Ce n'est qu'après plusieurs années d'essais variés qu'il se décide à nous confier les résultats encore incomplets de ses constatations. Ses observations ont porté sur un grand nombre de malades, elles l'ont conduit à adopter les conclusions très modérées que l'on trouvera à la fin de ce travail.

PREMIÈRE PARTIE

CHAPITRE I

Instrumentation et Technique

(DIVISION DU CHAPITRE)

I. — APPAREILS GÉNÉRATEURS DU COURANT :

Piles.
Accumulateurs.
Courant continu.

II. — APPAREILS DESTINÉS A MESURER ET A GRADUER L'INTENSITÉ DU COURANT :

Galvanomètre avec shunt.
Rhéostat.
Réducteur de potentiel.

III. — RENVERSEUR.

IV. — CONDUCTEURS.

V. — ÉLECTRODES.

Elect. inattaquables.
— attaquables.

VI. — INSTRUMENTATION.

Plaques métalliques.
Aiguilles.
Autres électrodes.
Électrolyse des solutions.
Électrolyse des métaux.

VII. — INTENSITÉS DU COURANT. DURÉE DE L'ACTION ELECTROLYTIQUE.

I. — Appareils générateurs

Que le courant soit emprunté à des piles, à des accumulateurs, ou au courant continu des secteurs urbains, il ne doit posséder qu'une faible intensité sous une tension supérieure à 2 volts.

PILES

Elles sont peu recommandables quand on peut disposer de l'un des autres moyens. La pile Leclanché dont la force électromotrice est de 1,48 volt est la plus employée en médecine. Une batterie de 30 éléments, montés en tension, donnent 45 volts et 100 milliampères d'après la formule :

$$I = \frac{E}{R} \text{ d'où } \frac{45 \text{ volts}}{450 \text{ ohms}} = 100 \text{ milliampères.}$$

ACCUMULATEURS

Un accumulateur ayant une force électromotrice de 2 volts, il faudra disposer d'une batterie de 25 à 30 accumulateurs montés en tension, et qui donnera 50 à 60 volts.

COURANT CONTINU DU SECTEUR DE VILLE OU DYNAMO A COURANT CONTINU.

C'est la source qui doit être préférée. La tension est constante : 110 ou 120 volts et les ennuis des piles et des accumulateurs sont écartés.

Suppression d'acides ou de produits chimiques qui finissent par détériorer les parties métalliques des appareils, commodité d'avoir un appareil toujours prêt à fonctionner, et n'exigeant aucun contrôle, car la tension génératrice reste très sensiblement constante.

II. — Appareils destinés à mesurer et à graduer l'intensité du courant

GALVANOMÈTRE

C'est un appareil qui sert à mesurer l'intensité du courant utilisé.

L'instrument est branché avant les renverseurs, de telle sorte que le courant qui les traverse a toujours la même direction. Cette particularité a encore l'avantage de supprimer les mouvements de l'aiguille indicatrice lors du renversement du courant.

Le galvanomètre doit être apériodique, c'est-à-dire construit de façon que l'aiguille passe d'une division à l'autre graduellement et sans oscillation. Il doit être divisé en milliampères.

Il est important que le galvanomètre puisse servir

en dermatologie à mesurer aisément de très faibles intensités ou de fortes intensités en chirurgie et en médecine générales.

La même graduation sera donc destinée à mesurer des intensités différentes.

On obtient ce résultat au moyen d'une disposition connue sous le nom de *shunt.*

Si nous supposons l'arc du galvanomètre long de 20 centimètres, chaque centimètre pourra représenter un demi-milliampère, quand le courant le traverse sans dérivation. Si l'on établit une dérivation (Shunt), telle que la bobine du galvanomètre ne soit plus traversée que par un dizième du courant, chaque division du cadran représentera un courant 10 fois plus fort ; dans ce cas 5 milliampères.

Il y a intérêt dans la pratique à ce que chaque division ait environ 1 centimètre et demi à 2 centimètres, de telle sorte que chaque dizième de miliampère soit représenté par 1 et demi à 2 millimètres.

Le courant ne doit être introduit dans le circuit que graduellement Un malade ne supporte pas quelques milliampères introduits brusquement, alors qu'une intensité beaucoup plus forte mais obtenue d'une façon progressive ne lui fait éprouver aucune douleur.

Il faut se défier de la sensation accusée par le malade ; exagérée au début de l'application pour des intensites faibles, elle diminue peu à peu et se transforme à mésure que l'intensité augmente. A la fin de séances longues, une demi-heure à trois quarts d'heure et pour des intensités atteignant 80-100 milliampères, par exemple dans l'électrolyse des rhumatismes, la sensibilité locale est devenue très obtuse et, si le courant passe inégalement, des escarres se produisent sans que le malade en accuse la formation. Il ne perçoit que la sensation d'engourdissement général et de raideur dus à la traversée du corps par le courant. Il est encore dangereux de se fier aux sensations du malade, quand on doit faire des applications prolongées et fortes.

RHÉOSTAT. — RÉDUCTEUR DE POTENTIEL

L'introduction graduelle du courant est obtenue par l'emploi de rhéostats ou de réducteurs de potentiel.

Quand l'on utilise un *rhéostat* (courant continu), la force électromotrice restant invariable, le courant doit traverser une spirale de fil métallique peu conducteur, Il y rencontre une grande résistance qui affaiblit son intensité ; une manette mobile permet d'introduire dans le circuit tout ou partie de cette spirale ; et ainsi on fait varier à volonté le degré de résistance et par suite l'intensité du courant.

De cette façon, l'intensité s'accroît proportionnellement en vertu de $I = \frac{E}{R}$

En effet, dans un rhéostat, on peut toujours avoir $I = 1$, Dans ce cas, la force électromotrice restant constante, tout le travail est absorbé par la résistance et le fil métallique du rhéostat s'échauffe. L'effet calorifique obtenu, est l'exacte compensation de la force électromotrice dépensée. A mesure que R diminue, c'est-à-dire à mesure que la longueur du fil interposé diminue, I augmente ; une partie seulement de la force éléctromotrice étant employée en effet calorifique. On peut donc graduer progressivement l'intensité du courant utilisé.

Cette augmentation doit être insensible pour le malade, elle doit donc se faire en progression très ménagée, car l'accroissement inégal ou trop rapide est douloureusement ressentie par le malade à cause de la faible résistance du corps.

Dans le cas de *réducteur de potentiel* (piles accumulateurs), la résistance reste constante, c'est la force électromotrice qui augmente progressivement.

III—. Renverseur

Le renverseur est un appareil destiné à changer le sens du courant sans déplacer les électrodes appliquées sur le malade. Soit, par exemple, une aiguille électrolytique de zinc fixée à un endroit et reliée au pôle positif. Si l'application ,étant terminée, nous essayons de la retirer nous voyons qu'elle est adhérente à l'escharre produite autour d'elle.

Il serait défavorable de l'arracher par violence. Aussi faut-il ramener au zéro le réducteur potentiel ou le rhéostat. On inverse le courant et on le fait passer dans le sens inversé jusqu'à ce que l'aiguille cesse d'adhérer.

IV. — Conducteurs

Ce sont des fils métalliques souples, très bien isolés, maniables et longs, amenant le courant aux électrodes. Du côté des électrodes, les bouts métalliques terminant les fils ne pourront être vissés comme du côté du générateur. Cependant ils doivent s'adapter parfaitement aux électrodes. C'est pourquoi M. Leduc propose une soudure solide à une plaque d'étain très souple. De cette façon, dit-il, les fils ne pourraient se détacher.

Il est plus simple d'avoir recours à une toile métallique et de faire en sorte qu'elle se termine par un fil de même métal. Ce fil pourra alors être facilement mis en contact avec le conducteur à l'aide d'une simple pince hémostatique par exemple.

De cette façon le malade pourra faire quelques mouvements et il n'y aura pas à craindre l'arrachement ou l'ébranlement des fils.

V. — Electrodes

Les électrodes sont dans l'outillage la partie la plus importante. De leur forme, de leur structure, de leur composition chimique dépend l'utilisation du courant.

On peut les diviser en électrodes attaquables et électrodes inattaquables.

ÉLECTRODES INATTAQUABLES

Ce sont des électrodes métalliques qui portent le courant dans le tissu sans subir elles-mêmes l'action de ce courant. Telles les aiguilles d'or, de platine, qui servent à l'électrolyse des néoplasies, des nœvi, de l'hypertrichose. C'est ici le courant électrique qui agit seul par sa puissance de dissociation électrolytique.

Les grandes électrodes, qui sont destinées au pôle positif et qui sont exposées à l'action des acides mis en liberté par le courant, doivent être composées de préférence, d'après les recherches de Bordier, de cuivre platiné ou d'aluminium. La lame métallique doit être fortement garnie : l'impression désagréable produite par le passage du courant est, en effet, d'autant plus atténuée, que la valeur de la résistance de l'électrode s'approche davantage de la valeur de la résistance de la peau. On recouvre donc cette lame métallique de 40 couches de gaze, on cache ses bords sous une bande de caoutchouc. Cette électrode inattaquable en elle-même peut être imbibée d'un liquide tenant en solution des électrolytes, c'est-à-dire des sels attaquables. Dans ce cas, l'électrode devient électrode active .

Dans les électrodes, il faut distinguer les actives et les indifférentes. L'électrode qui n'est utilisée que pour fermer le circuit, est appelée électrode indifférente, parce qu'elle ne participe pas à l'action modificatrice. Cette électrode est constituée par une plaque métallique très flexible et molle (plomb) recouverte si l'on veut d'une garniture d'amadou ou de cuir facile à humecter. Nous donnons la préférence au coton hydrophile que l'on change après chaque séance. On applique ces électrodes avec soin sur la surface du corps. En général, il suffit d'avoir deux plaques de 200 centimètres carrés. Dans le cas de besoin d'une électrode plus grande, il suffit d'en prendre deux, que l'on réunit au même pôle par un fil conducteur bifurqué.

En pratique il faut employer des plaques aussi grandes que possible, car plus la surface de l'électrode indifférente est considérable, moins grande est la résistance du corps et mieux le courant est supporté au niveau de son application. Ainsi on peut employer une intensité élevée, et par conséquent augmenter l'action du courant au niveau de l'autre électrode, c'est-à-dire de l'électrode active.

Electrodes attaquables

Ce sont des électrodes métalliques ou des électrodes chargées d'un liquide pouvant subir l'action électrolytique, telles les solutions de sels de cuivre, de plomb..., Quant aux électrodes métalliques de cet ordre, elles sont faites d'un métal attaquable par le courant. (Zinc, cuivre, etc.) et elles sont placées au pôle positif.

L'électrode attaquable peut encore être formée par une masse liquide contenant l'électrolyte en solution ; le courant est alors amené par une lame de charbon.

C'est sur ce principe que le Dr *Lenglet* a fait construire une électrode formée essentiellement par un cylindre de verre contenant l'électrolyte en solution, et par un charbon qui plonge dans le liquide. Le liquide est mis directement au contact de la peau.

Une fois les fils conducteurs convenablement fixés on fait appliquer la main du patient sur l'électrode indifférente si celle-ci n'a pas été auparavant fixée à un point quelconque du corps. La pression de la main sur cette électrode doit avant tout être régulière, de façon à éviter toute secousse désagréable pendant le passage du courant. L'intensité cherchée sera graduellement obtenue en 30 à 40 secondes. Il est à remarquer que des douleurs sont souvent ressenties par le malade au niveau de l'électrode indifférente. Le plus souvent elles seront supprimées si l'électrode est assez grande, très humide et bien fixée.

On doit faire l'examen minutieux de la peau sur laquelle doit être appliquée l'électrode, et l'on doit recouvrir d'un corps isolant, tel que papier ou collodion, toute gerçure, éraillure ou bouton de la peau qui facilite le passage du courant en diminuant la résistance de l'épiderme et qui provoque une douleur vive immédiate avec une escharre consécutive.

Du côté de l'électrode active, les sensations douloureuses dépendent plutôt de l'introduction de l'aiguille que du passage du courant. A la fin de la séance, on diminue progressivement l'intensité du courant.

VI. — Instrumentation

Nous étudierons les plaques métalliques, les aiguilles, les autres électrodes, l'électrolyse des solutions et des métaux.

1° Plaques métalliques

Les plaques devront être stérilisées, on doit avoir soin de les faire bouillir dans l'eau distillée avant de s'en servir afin de ne pas risquer d'introduire des ions étrangers à ceux de la solution électrolyte employée. Naturellement, une plaque ayant servi à l'introduction médicamenteuse de tel électrolyte ne doit pour aucun motif être utilisé pour en introduire un autre.

Dans l'intervalle des diverses applications nous avons l'habitude de les conserver, dans des cristallisoirs différents remplis d'eau distillée.

Pour toutes ces raisons il est impraticable de se servir de certaines plaques garnies, encore trop souvent employées. Telles, par exemple, celles recouvertes de peau de chamois. Il est, en effet, impossible de les débarrasser d'ions étrangers dont elles peuvent être chargées. L'accident suivant rapporté par M. *Leduc* en est une preuve :

« Dans une expérience de cours où j'introduisais rapidement, c'est-à-dire avec une forte intensité, un ion inoffensif dans le corps d'un lapin, l'animal est pris tout à coup d'accidents tétaniques intenses, et meurt. La solution électrolytique servant à l'introduction de l'ion imprégnait une épaisse couche de coton hydrophile, mais le préparateur avait, sur ce coton hydrophile, placé une électrode ordinaire du commerce, plaque métallique, recouverte de peau de chamois, qui, quelques jours avant, avait été imprégnée d'une solution de strychnine dont le préparateur avait cru la débarrasser par un lavage à l'eau ».

Nos plaques seront donc nues. Nous avons l'habitude d'interposer une quantité suffisante de tissu spongieux (au moins 16 épaisseurs de tissu de coton hydrophile) entre la plaque et la peau. Nous donnons la préférence à l'aluminium et à l'étain, car M. Leduc après l'emploi de plaques métalliques en plomb obtient à l'anode un précipité noir de sulfure de plomb sur huit épaisseurs de tissu en le traitant par une solution de sulfure d'ammonium.

Nous conseillons lorsqu'on voudra introduire certains métaux, d'employer comme anode le métal de la solution électrolytique. Et pour ce faire, il nous paraît avantageux d'avoir recours à une toile métallique. Cette toile offre d'une part, l'avantage, étant plus malléable, de s'adapter beaucoup plus facilement sur la partie à traiter, et d'autre part de répartir le courant très également.

2° Les aiguilles

Légères, assez longues, elles doivent de plus être très fines, tout en ne se courbant pas au moment de leur introduction.

Elles sont de deux ordres : les unes de platine, or ; les autres, de fer, cuivre, argent, sont attaquables et destinées au pôle *positif*. Leur longueur varie entre 20 et 50 millimètres. Les aiguilles sont toutes montées sur de très petits cylindres de métal destinés à les tenir ; ces cylindres sont cannelés pour être mieux saisis ; ils portent du côté opposé à l'aiguille un trou pour recevoir l'extrémité du conducteur formée par une borne disposée ad hoc. Jamais on ne doit se servir de porte-aiguille pour tenir les aiguilles.

3° Autres électrodes

L'électrode indifférente est un tampon ou une plaque, comme nous l'avons décrit plus haut.

Parfois, on a avantage, à cause de l'étendue et de l'irrégularité des surfaces, à faire passer le courant à travers un tampon de ouate imbibé de la solution électrolytique et sur lequel on étend une lame du métal correspondant qui distribue le courant.

L'électrode cylindrique creuse à pôle de charbon, qui reçoit la solution électrolytique, est également très précieuse, c'est même la seule qui assure l'électrolyse régulière d'une solution saline et ce n'est qu'avec elle qu'on peut obtenir le passage régulier du courant par tous les points de la surface traitée. Il faut que cette électrode soit parfaitement appliquée. A cet effet, il est bon d'enduire ses bords d'un corps gras, en tout cas on doit éviter l'usage de la rondelle de caoutchouc qui comprime trop la peau et exagère la densité du courant passant par les points comprimés.

4° Electrolyse des solutions

L'eau pure, non conductrice, devient conductrice si l'on y dissout des sels, des acides, des bases, des alcaloïdes et elle reste non conductrice si l'on y dissout des glycérines, des sucres. Donc, les sels, les acides, les bases sont seuls des électrolytes.

Or, dans une dissolution, les molécules, en se dissociant, donnent lieu à deux ions, qui, en dehors de toute action électrique extérieure possèdent, l'un, anion, une charge électrique négative, l'autre, cathion, une charge positive. Anion voulant dire, qu'au passage du courant, cet ion se porte à l'anode, cathion à la cathode.

Les solutions actives doivent être faites avec de l'eau aussi pure que possible, distillée et conservée à l'abri de l'air.

Leur concentration n'a aucune influence sur l'action d'ions introduits. Les effets produits ne dépendent que de la nature des ions et de l'intensité du courant. Toutefois, la concentration n'est pas indifférente. Une solution d'acides ou de bases fortes à 1 °/₀ appliquée directement sur la peau serait caustique.

Les solutions qui ont été le plus employées sont les suivantes :

(1) (256) KI à 1 °/₀ .
(311) Sulfate de magnésie à 5 °/₀.
(286) Sulfate de magnésie à 3 °/₀.
(238) Salicylate de soude à 4 °/₀.
(300) Salicylate de soude de 2 à 4 °/₀.
(192) Salicylate de soude à 3 °/₀.
(201) Chlorure de zinc à 1°/₀.
(200) Chlorure de zinc à 1 °/₀.
(310) Hyposulfite de soude à 5 °/₀.
(107) Chlorure de lithium à 2 °/₀.
(81) Chlorure de lithium à 5 °/₀.
(202) Na Cl à 1°/₀.
Phosphate de soude à 4 °/₀.

(1) Les chiffres se rapportent à la bibliographie.

(285) Sulfate de zinc à 2 %.
(293) Na Cl, KI, NaI, nitrate de
pilocarpine, 2 à 5 %.
(85) Lithium à 2 % alcalinisé au 1/2000 de lithine caustique.
(112) Iodhydrate de cocaïne à 20 %.
Bichlorydrate de quinine à 1 %.
(230) Salicylate de soude, 1 à 2 %.
(294) Chlorhydrate de cocaïne, 1 pour 5.
(174) Chlorure de rubidium et de l'indium, 1 %.
(147) Chlorure de lithium, 2 %.
(209) Salicylate de soude, 3 %.
(205) Iodure de lithium, 1 %.
(216) Salicylate de soude, 2 %.
(97) Créosote.
(105) Sulfate de fer.
(97) Gaïacol.
(212) Mercure.
Argent.

Véhicule.

Comme véhicule, l'eau paraît le meilleur, et l'alcool lui est presque égal, quoique un peu inférieur.

La glycérine permet également le passage du courant et la pénétration ; mais offrant plus de résistance, elle amoindrit l'intensité du courant et par suite la douleur.

On a aussi essayé l'huile d'olive, l'éther, le chloroforme, le sulfure de carbone. Ils empêchent le passage du courant, s'opposent à la pénétration, et par suite doivent être rejetés comme mauvais conducteurs.

5° Electrolyse des métaux

Dans certaines applications les solutions ne pouvaient être employées, c'est ce qui a poussé les auteurs à se servir du métal lui-même, sous forme d'aiguilles, d'hystéromètre par exemple.

Aluminium

Est attaqué par les acides du pôle positif. Les aiguilles deviennent rugueuses et difficiles à introduire après quelques applications. Enfin des auteurs ont observé que, par suite du passage du courant galvanique, les couches les plus superficielles se détachent même aux endroits où le métal n'est pas en contact avec les tissus et tombent sous la forme d'une fine poussière d'aluminium.

L'aluminium est le seul métal attaquable au pôle négatif.

Argent

Pour *Laquerrière*, c'est avec le cuivre l'électrode en métal soluble qui, en gynécologie, convient le mieux aux applications de haute intensité.

Une aiguille d'argent chimiquement pur, fut utilisée avec succès par Boisseau du Rocher dans le traitement du sycosis:

De même, Boisseau du Rocher a cherché la formation d'oxychlorure d'argent, représentant l'agent médicamenteux, en introduisant dans la cavité utérine un hystéromètre en argent, relié au + d'une batterie à courant continu, le — étant placé sur la peau sous forme de plaque humide.

Cadmium

Comme électrode intra-utérine, M. *Leuilleux* indique que cette électrode est mieux tolérée, à intensités égales que les électrodes en zinc.

Cuivre

Electrode en cuivre préférable à l'argent comme électrode intra-utérine.

Scheppegrell (97), trouve l'oxychlorure de cuivre supérieur à tous les topiques. Tout en étant moins microbicide que le chlorure de zinc, il est pense-t-il, beaucoup moins corrosif et irritant. Il a obtenu la cicatrisation d'ulcérations de tuberculose laryngée en opérant de la façon suivante : au pôle positif était branchée une tige de cuivre métallique chimiquement pur, se terminant par un bouton venant toucher l'ulcération Naturellement, le passage du courant provoque un dégagement d'oxychlorure de cuivre qui pénètre dans les tissus. De cette façon, il obtint la guérison sans faire aucune plaie nouvelle et en ne provoquant ni réaction, ni hémorragie.

Burch construit une plaque de cuivre légèrement courbée afin de pouvoir l'appliquer exactement sur la partie malade (dans le cas présent l'électrode était appliquée sur la paupière, il traitait une conjontivité granuleuse). Cette plaque était isolée par sa face concave par une mince feuille d'ébonite ; un prolongement métallique permettait de l'adapter à un manche relié au pôle positif. Il promenait la plaque pendant le passage du courant sur toute la surface à traiter, évitant ainsi l'adhérence de la plaque aux tissus.

Etievant (148) s'est servi de la méthode bi-polaire

de l'acupuncture, avec des aiguilles en cuivre rouge au pôle positif, en cuivre avec des pointes en platine au pôle négatif ; il a ainsi obtenu les meilleurs résultats dans le traitement de l'ozène.

Schall (138) prépare des bourdonnets de coton hydrophile fixés sur des tiges de cuivre, et les métallise en les plongeant dans le mélange de nitrate d'argent et d'acide tartrique en solution chaude, qui sert à l'argenture des glâces par le procédé Petit-Jean. Le coton se recouvre ainsi d'une mince pellicule d'argent qui transforme le bourdonnet en une mousse métallique d'une souplesse extraordinaire. Ceci fait, sur l'argent déposé, et qui sert de conducteur, il dépose une couche de cuivre galvanoplastique. Or, c'est ce coton métallisé qui placé sur une muqueuse (pituitaire dans le cas particulier) agit par le sous-chlorure de cuivre naissant.

Fer

Les sels de fer paraissent à *Morin* (158) avoir des propriétés hémostatiques utiles, employés comme électrode intra-utérine.

Pour *Laquerrière* (218), il est nocif pour la muqueuse, et jouit de propriétés caustiques.

Zinc

On accorde au zinc une propriété antiseptique très accentuée. Il est en même temps très hémostatique et peut être employée avantageusement dans l'électrolyse intra-utérine.

Pour *Weill* (158) comme électrode intra-utérine il est moins bien toléré à intensités égales, que le cadmium.

Charbon

A côté des solutions et des métaux, une électrode couramment employée est le charbon.

Pour *Brœse* les électrodes de charbon doivent être préférées à celles de platine dans le cas d'hémorragie abondante et de dilatation de la cavité utérine, car l'action caustique est beaucoup plus intense.

L'électrode de charbon d'*Apostoli* est employée dans des cas d'hémorragie abondante et lorsque la cavité utérine est agrandie. Ces électrodes se composent d'une olive de charbon de 2 centimètres 1/2 de longueur et d'épaisseur variable ; elle est fixée sur une tige de cuivre isolée par un tube de caoutchouc.

VII. Densité et Intensité du courant, durée de l'action électrolytique

L'action du courant ne varie pas seulement avec l'intensité, mais surtout avec l'étendue de tissu sur laquelle porte l'action pendant l'unité de temps. Plus le point touché par l'aiguille ou couvert par l'électrode est petit, plus l'application doit être brève.

Pour l'électrolyse avec les aiguilles, pour l'électrolyse avec l'électrode cylindrique d'un diamètre de moins de 1 centimètre, l'intensité ne doit pas dépasser 5 milliampères. Pour les grandes aiguilles, pour les électrodes à large diamètre, appliquées au traitement des dermatoses proprement dites, l'intensité peut atteindre 20 milliampères. De telles intensités surtout avec les aiguilles sont rarement utiles. Un peu plus de durée dans l'application produit les mêmes résultats avec l'avantage de surveiller l'effet produit.

La durée de l'action électrolytique ne peut être fixée

d'avance, chaque cas comporte ses indications et ses particularités.

On ne peut se guider sur l'apparence que prend la peau au point d'application. On obtient une application suffisante en se fondant sur la connaissance de la surface de l'électrode et de l'ampérage du courant ; la *densité* du courant est en effet, proportionnelle à ces deux quantités. Cette densité nécessaire à connaître pour éviter les escarres de la peau se calcule en divisant l'intensité en centièmes ou en millièmes d'ampère par la surface de l'électrode de dépôt en centimètres carrés ou en dixièmes de centimètre carré. Par ce calcul, on voit, que si, pour un même courant une électrode a une surface de 4 et une autre de 1 centimètre carré, le rapport du temps de passage pour obtenir la même modification est aussi de 4 à 1.

Choix des pôles.

Les Alcaloïdes et les métaux sont des cathions ; C'est-à-dire qu'ils se dirigent du pôle positif vers le pôle négatif. Aussi pour faire pénétrer la quinine dans une solution de bichlorydrate de quinine pour un cas de névralgie faciale c'est au pôle positif qu'il nous faut relier l'électrode qui contient ce sel en dissolution.

Les Métalloïdes et les radicaux acides sont des anions ; c'est-à-dire qu'ils vont du pôle négatif au pôle positif ; si donc on désire faire pénétrer l'ion iode ou l'ion salicyle, il faut mettre les solutions d'iodure de potassium ou de salicylate de soude au pôle négatif.

Conditions générales pour avoir une bonne pénétration

(1°) Nettoyer et dégraisser l'épiderme par un bon savonnage et une friction à l'éther.

(2°) Appliquer l'électrode avec la plus grande minutie en ne perdant pas de vue les trois points suivants.

(*a*) Plaque métallique également recouverte de 15 à 20 épaisseurs d'un molleton de coton très serré ou plus simplement de ouate hydrophile en plaques très épaisses.

(*b*) Pression uniforme de l'électrode pour que le courant soit bien réparti.

(*c*) Elever l'intensité progressivement et lentement en tenant compte de la sensibilité du sujet.

(3°) Si le malade accuse une douleur très nette en un point, non en rapport avec l'intensité, suspendre l'application et examiner l'épiderme et l'électrode.

(4°) Eviter les augmentations brusques d'intensité et les secousses.

(5°) Une fois l'intensité désirée obtenue, surveiller le galvanomètre pour qu'elle reste constante.

(6°) La séance terminée, diminuer progressivement l'intensité pour revenir au zéro.

Avant d'indiquer les différentes applications en dermatologie de l'ionisation, il nous semble nécessaire de rappeler les effets physiologiques de l'électrolyse sur l'organisme, cette étude fera l'objet du chapitre suivant.

CHAPITRE II

Physiologie

I. — CONDITIONS DE PÉNÉTRATION DES IONS DANS L'ORGANISME.

II. — EFFETS GÉNÉRAUX.

III. — EFFETS LOCAUX.

IV. — EFFETS POLAIRES :

Pôle positif.
Pôle négatif.

V. — EFFETS INTERPOLAIRES.

VI. — EFFETS PARTICULIERS A CERTAINS IONS.

Conditions de pénétration des ions dans l'organisme

On a essayé dans ces derniers temps d'expliquer la pénétration des ions dans l'organisme en se fondant sur la vitesse particulière du déplacement de ces ions dans les solutions qui les contiennent ; on a pu déterminer que pour une même intensité électrique la vitesse du déplacement variait beaucoup d'une substance à l'autre et l'on a voulu en inférer que les ions les plus rapides étaient aussi ceux qui pénétraient le mieux, le plus loin.

La précision même de ces lois physiques exige qu'on ne les transporte pas hors du domaine de la physique expérimentale. Ces ions qui se transportent d'une électrode à l'autre, ces molécules qui se décomposent représentent avec le liquide qui les contient un conducteur continu et partout égal à lui-même. Dès que nous interposons une partie quelconque de l'organisme dans le circuit le phénomène se complique. De nombreux phénomènes secondaires se produisent ,parmi lesquels nous devons noter : 1° *L'inégalité de résistance* des diverses couches anatomiques (peau, tissu cellulaire et vaisseaux, muscles, tendons, aponévroses, os) ; 2° *L'inégalité de pénétrabilité*, qu'on nous permette ce néologisme, des divers tissus par les ions en mouvement : certains ions seront fixés par l'épiderme tant que celui-ci ne sera pas détruit ; après sa destruction ils seront fixés par le chorion ; d'autres ions pénètrent aisément l'épiderme et tombent dans le réseau lymphatique ou dans les vaisseaux ; 3° *L'inégalité d'affinité chimique* des ions pour les substances organiques qu'ils rencontrent sur leur passage ; certains d'entre eux se combinent, d'autres passent sans combinaison ; 4o *La variabilité* du même tissu chez des sujets divers comme le prouvent les réactions cliniques si individuelles ; 5o Enfin, ce phénomène dont personne ne saurait tenir compte ; la *réaction de ce qui vit, de la cellule*, à toute action purement mécanique, physique ou chimique. Or, ce que devient le phénomène vie devant le courant ce que l'énergie-vie introduit de sa personnalité dans toutes les réactions qui se produisent à son contact et à son *obstacle* personne ne le connaît. Le sort de l'ion en présence de l'organisme est donc pour la plus grande partie complètement ignoré, plus ignoré s'il est possible que le sort de la substance médicamenteuse introduite dans l'organisme par les seuls efforts de l'assimilation. Nous pouvons tout au plus, par des mesures approchées savoir ce qu'a perdu de substance active la solution employée, mais nous ne savons presque rien du sort de cette partie qui lui a été arrachée par la force électrique : il en entre dans l'organisme, là se borne notre précision.

Effets généraux

Une expérience de Leduc montre d'une façon très nette ce passage et les effets généraux graves qui en résultent.

Sur la peau rasée d'un lapin, il place un tampon de coton hydrophile imbibé d'une solution de sulfate de strychnine. Aucun phénomène d'intoxication ne se produit quelle que soit la durée du contact.

Ceci fait, il réunit deux lapins en série de telle sorte que le courant entré dans le premier par une électrode chargée de sulfate de strychnine en sort par une électrode chargée de sel marin ; entré dans le second par une électrode de sel marin, en sort par une électrode chargée de sulfate de strychnine.

Le premier lapin correspond au pôle positif, le second au négatif. La strychnine marchant vers le pôle négatif traverse le premier lapin et le tue ; l'acide gagnant le pôle positif traverse le second lapin qui n'en éprouve aucun inconvénient.

En remplaçant le sulfate de strychnine par du cyanure de potassium, c'est le lapin ayant le cyanure à la cathode qui meurt après quelques minutes d'expérience.

L'action sur les centres nerveux est encore prouvée par l'expérience de Gautrelet qui n'est qu'une modification de celle de Leduc.

Gautrelet (275) en voulant reproduire l'intoxication du lapin par introduction électrolytique de la strychnine dans les vaisseaux de l'oreille (expérience de Leduc) à été conduit à la vérifier.

Il déposa sur l'oreille du lapin un tampon imbibé d'une solution très diluée (au 10.000 millième) de sulfate de strychnine et recouvert d'une plaque de plomb, qui sert d'anode. La cathode eau salée sur la patte post. du côté opposé. 30 M. A. Au bout de 30 à 45 minutes l'animal est pris de convulsions cloniques, puis épileptiformes. Ces convulsions ne sont pas à confondre avec les convulsions strychniques, qui ont lieu postérieurement. Pas alors de sensibilité réflexe exagérée, pas de trismus. Vers la cinquantième minute commencent les convulsions strychniques et l'animal meurt aussitôt en opisthotonos, et sursautant à la moindre excitation.

Expériences semblables si on substitue à la strychnine des solutions de Nacl, Kcl, Cacl, à 30 p. 1000.

Les crises épileptiformes, dit-il, sont imputables au seul siège de l'anode sur l'oreille de l'animal, car si l'anode est sur le flanc de l'animal il n'y a plus de convulsion précédant les convulsions strychniques mortelles.

A côté de ces actions générales immédiates dues à la nature de la substance introduite et indépendante pour ainsi dire de l'organisme, il en est d'autres moins connues qui constituent la réaction de l'organisme, non pas immédiate, mais à longue échéance. Ces transformations secondaires des tissus traités, ses actions secondes sur l'ensemble de l'individu pourraient au dire de certains auteurs, être défavorables.

Deschamps (123) prétend que l'intervention électrique n'est pas sans danger chez les tuberculeux, tout au moins dans le traitement des lésions articulaires et que les accidents qui peuvent en résulter sont de nature à imposer des réserves dans les cas douteux.

Il dit que si le traitement des arthrites d'origine rhumatismale ou goutteuse par le courant galvanique est favorable, il n'en est pas de même dans le traitement des affections microbiennes, la tuberculose des sujets constituant une contre-indication formelle. Il conseille de se borner dans ce cas à combattre l'atrophie par la faradisation indirecte.

Ces affirmations paraissent ne s'appuyer sur aucune preuve clinique suffisante.

Nous avons eu l'occasion de constater quelquefois des troubles intenses consécutifs au passage du courant d'intensité modérée traversant tout l'organisme. Deux malades, l'un atteint d'arthrite du membre supérieur droit d'origine rhumatismale, l'autre d'arthrite de la main consécutive à une longue suppuration, ont ressenti une lassitude très grande dès les premières applications. Chez l'un, le traitement fut momentanément suspendu puis repris ; les mêmes phénomènes se produisirent mais avec moins d'intensité. Le traitement cette fois ne fut pas interrompu. Cet état particulier subsista pendant une huitaine de jours mais en diminuant progressivement pour ne plus reparaître. Chez notre autre malade, on espaça simplement les séances et tout rentra dans l'ordre.

Dans un cas personnel l'électrolyse cuprique appliqué à un lupus de l'oreille, après scarification, entraîna à chaque séance des vomissements et la tendance à la syncope avec un état vertigineux pendant une demi-heure à une heure. L'électrode indifférente était tenue à la main du côté de l'oreille malade, les séances durent être interrompues.

Ces actions perturbatrices immédiates ou ces répercussions éloignées sont défavorables à l'organisme ; au contraire, la réserve médicamenteuse qui se constitue par l'emploi de l'électrolyse peut lui être éminemment utile. Cette réserve médicamenteuse paraît due à une association, peut-être à une véritable combinaison du médicament et des tissus qu'il rencontre. Elle est mise en lumière par certaines recherches.

Destot (81), ayant immergé un bras dans une solution de chlorure de lithium à 5 p. 100 reliée au pôle positif avec une intensité de 35 milliampères avec 70 volts pendant 30 minutes étudia l'évolution du lithium dans les urines. Il remarqua son apparition au bout de 24 heures, sa lente élimination et l'absence du passage du même sel à travers la peau humaine prise comme membrane de dialyseur. Or, par tout autre procédé d'introduction, il apparaît très rapidement et son élimination est terminée en un certain nombre d'heures.

Effets locaux

Si l'on en croit M. Leduc, il n'est d'autre thérapeutique que la thérapeutique ionique locale. Bien que M Leduc n'en soit pas le père, mais seulement le vulgarisateur, il a pour cette médication les yeux d'Harpagon pour son trésor. Nous le citerons sans apprécier ses paroles ; elles portent en elles-mêmes toute l'exagération qui convient à une forte conviction, mais aussi l'absence de sens critique qui ne manque pas d'être l'apanage principal de la foi aveugle.

« Il est difficile, écrit M. Leduc, de se représenter combien paraîtra absurde à l'avenir la conduite actuelle par laquelle, pour agir sur une région très limitée du corps ,pour guérir un tissu grossier, nous répandons dans tout le corps des substances plus ou moins nuisibles, que pour guérir une gomme du tibia nous baignons de mercure ou d'iodure de potassium les cellules délicates et sensibles du cerveau et de la moelle épinière. Un des buts de la médecine doit être de remplacer toutes les fois que cela est possible, les traitements généraux par les traitements locaux. Or, la méthode électroionique permet d'introduire dans chaque cellule imperméable à beaucoup de substances médicamenteuses toute la série des ions. Quand on sait la variété, la multiplicité d'actions de toutes sortes que l'on peut produire en saturant les cellules de la peau, exactement au degré et à la profondeur que l'on veut, avec toutes les substances électrolytiques, on est surpris de voir la médecine rester à ses applications de surface, aux onguents et aux pommades qui n'agissent que superficiellement, et dont seulement une fraction infinitésimale peut pénétrer à l'intérieur ».

Cet effet local se produit sous l'influence de la tension électrique et de l'ionisation des sels par la pénétration dans les conduits glandulaires. Ils les suivent et sont repris ultérieurement par la circulation lymphatique et sanguine de la même façon que dans l'ictère les pigments biliaires.

Or, cette absorption médicamenteuse ne peut se faire à travers l'épiderme constitué en majeure partie par une substance peu inattaquable par tous les réactifs, la kératine. Les glandes, au contraire, qui sont pleines de sebum, de sueur, sont le chemin naturel du courant.

Malgré que ce chemin paraisse largement ouvert la plupart des ions ne pénètrent qu'à une faible profondeur, comme le prouvent certaines expériences.

Tuffier et Mauté (305), ont fait l'examen des tissus soumis à l'action du courant pour l'introduction des médicaments. Ces auteurs ont employé une solution de 1 p. 100 de trypanroth. Pendant quarante minutes ils ont fait passer un courant d'une intensité de 8 à 10 milliampères par centimètre carré d'électrode. L'examen microscopique montre que l'introduction de la matière colorante s'est faite par les glandes, la gaine des poils, et, dans ce cas particulier du trypanroth, par le revêtement épidermique.

Les cellules de l'épiderme sont colorées d'une façon diffuse, les cellules du derme fixent la couleur sous forme de fines granulations.

Dans le cas de substances moins diffusibles, la matière ionisée pénètre peu ou pas dans la profondeur de la peau. L'ion permanganique, en particulier, n'éprouve aucune diffusion spontanée dans l'organisme et reste où l'a introduit la force électro-motrice. L'épiderme demeure incolore, on ne retrouve l'oxyde de manganèse que dans les glandes comme le prouve l'expérience suivante de Leduc et Gonzales Quijano. Si l'on place sur chaque bras une électrode constituée par un tampon d'ouate trempé au préalable dans une solution de permanganate de potasse, et qu'on fasse passer un courant galvanique de 0,5 milliampère par centimètre carré pendant deux à cinq minutes, on constate après avoir lavé chacun des deux bras, qu'il ne reste sous le positif aucune trace de l'ion permanganique, alors que, au contraire, sous le négatif la peau est ponctuée de cercles de coloration brun noir, limités d'une façon nette, d'un diamètre d'autant plus grand que le courant a été plus long. L'ion permanganique semble pénétrer d'abord dans chaque orifice glandulaire, et, de là, s'introduire dans la glande elle-même.

Les ions très actifs, l'hydrogène, l'oxydrile OH, le soufre des sulfures, l'ion chromique, donnent la même démonstration. Leurs actions caustiques et irritantes sont exactement réparties suivant la topographie glandulaire. Cette pénétration par les glandes est encore prouvée par l'arrêt ou l'exagération de la fonction de celles-ci, dès qu'on utilise les alcaloïdes inhibiteurs ou excitateurs de leur action. Dans ce cas, un courant de 10 à 20 M. A. appliqué pendant 5 à 10 minutes, suspend ou exagère la fonction glandulaire.

Parmi les actions locales on peut noter en dehors de celles qui s'exercent sur les glandes, certaines actions vasculaires, des actions nerveuses et des actions vasomotrices.

Nous avons relevé comme effet local de l'électrolyse une sorte de paresthésie, une erreur de sensations qui se trouvent chez la plupart des malades. Au début d'une application ils se plaignent alors que l'intensité est seulement d'un demi-milliampère par centimètre carré d'électrode. Puis il y a une sorte d'accoutumance et on peut élever l'intensité, voir même produire des brûlures sans que le malade ait éprouvé de sensations douloureuses.

Effets polaires

Il importe de distinguer dans les applications électrolytiques l'effet au pôle positif de l'effet au pôle négatif ; et pour chacun de ces pôles, la différence d'action est nette suivant qu'il s'agit d'électrodes attaquables ou d'électrodes inattaquables.

A. — Pole positif

Le pôle positif, constitué par un électrode inattaquable tue ou atténue la vitalité des organismes pathogènes pour lesquels l'action interpolaire et celle du pôle négatif restent indifférentes. Il rapporte le cas d'une amélioration très nette en peu de séances, d'une endométrite blennorragique compliquée de périmétrite traitée avec une une électrode inattaquable.

Ce pôle produit lorsque son action est prolongée une escarre qui pour une électrode plane a l'apparence suivante : la surface escarrifiée devient blanche, tendue, très dense, très résistante à la pression ; elle est rugueuse comme une peau d'orange. Sa teinte noircit progressivement dans les deux ou trois jours qui suivent. Elle demeure dure, sèche, comme cornée. Les bords semblent se rétracter par accentuation de cette dessication et un sillon se produit par éclatement entre l'escarre et la partie saine. Par ce sillon, le derme ne s'infecte pas d'ordinaire, et tandis que l'escarre centrale se ratatine de plus en plus et se soulève par les bords, l'épiderme de nouvelle formation progresse au-dessous d'elle jusqu'à ce que l'élimination soit terminée. Pour les escarres un peu étendues cette élimination demande un à deux mois pour se produire. Il suffit de protéger mécaniquement l'escarre, la peau ne s'infecte pas pendant son évolution.

Si le pôle positif est constitué par un électrode attaquable, les acides qui se développent au voisinage de l'électrode se combinent avec le métal, il en résulte la formation d'un sel (oxychlorure), qui se transporte du côté du pôle négatif.

Au pourtour de l'électrode, il se forme un halo blanchâtre, puis quelques bulles gazeuses.

La piqure laisse une escarre, de couleur brun foncé, circonscrite, dure et sèche. Il s'ensuit une cicatrice ferme et rétractile.

Le pôle positif a une double action :

Une action modificatrice et une action antiseptique.

Action modificatrice

Dans le cas d'électrodes inattaquables les anions, après avoir abandonné leurs charges au contact de l'anode, deviennent des anhydrides qui, pour reconstituer les acides correspondants, enlèvent l'hydrogène aux tissus qu'ils détruisent et, il se dégage de l'oxygène.

$$2\,Cl + H^2O = 2\,H\,Cl + O$$

Si l'on emploie des électrodes attaquables, les phénomènes à l'anode consistent d'abord dans la formation d'acide avec destruction des tissus, puis attaque et dissolution de l'électrode par les acides formés ; il en résulte un sel du métal de l'électrode.

Si l'on emploie comme électrode, des électrolytes, c'est-à-dire des solutions de sels, d'acides ou de bases, il se produit des échanges ioniques entre les corps et les électrodes. Le corps abandonne ses cathions et reçoit les anions de l'électrode. De plus, l'électrode exerçant son action sur une large surface, on voit la peau rougir vivement la température locale s'élève. Le patient éprouve un picotement brûlant et de la douleur ; et si l'électrode est appliquée au voisinage des nerfs du visage, il perçoit un goût métallique accentué.

L'action modificatrice de l'électrolyte au pôle positif ne varie pas seulement avec chaque ion. Pour une dose modérée, on obtient une augmentation de la vitalité, telle est par exemple l'expérience faite par Leduc (200), qui obtint la provocation de la pousse des poils par de faibles doses d'ions zinc. Sur chaque flanc d'un lapin, l'auteur a tondu ras une large surface d'environ six centimètres sur six centimètres ; il a placé de chaque côté, une petite électrode de 10 centimètres carrés, formée d'une épaisse couche de coton hydrophile imprégnée d'une solution de chlorure de zinc au centième et recouverte d'une petite plaque métallique.

La première application fut de 40 minutes. 10 M. A.

Du côté de la cathode, le courant ne laisse aucune trace ; sous l'anode on voit de petits cercles anémiés montrant la pénétration de l'ion zinc dans la peau.

Les jours suivants, les petits cercles anémiés se dessèchent, et après 8 à 10 jours, se desquament. A partir du 17e jour, des poils sur l'emplacement de l'électrode croissent manifestement plus vite que sur les autres parties de la surface tondue.

Un mois après, ils avaient 5 à 6 millimètres de longueur, et huit jours plus tard, 8 à 10 millimètres alors que sur toutes les autres parties de la surface rasée et du côté de la cathode, la pousse est insensible : la surface où l'on a introduit l'ion est nettement marquée par une épaisse touffe de poils qui se détachent fortement sur une surface glabre.

Outre cette action modificatrice il est une autre action

plus intéressante à cause de ses nombreuses applications nous voulons parler de l'action antiseptique.

Action antiseptique

L'électrolyse en effet nous permet de faire pénétrer dans les tissus infectés, toutes les substances électrolytiques, désinfectantes, caustiques....

L'introduction électrolytique des ions, cuivre ou zinc par exemple, désinfecte tous les tissus de la partie traitée.

Grâce à cette action antiseptique de la substance électrolytique placée au pôle positif, Leduc en se servant de l'ion zinc, a pu traiter avec succès un grand nombre d'ulcérés chroniques, de foyers d'abcès, de fistules, en particulier les abcès tuberculeux, les fistules anales.

B. — Pole négatif

Au pôle négatif les électrodes ne sont pas attaquées.

L'aluminium seul fait exception. Dans une solution électrolytique en effet, les cathions, après contact avec la cathode, prennent les caractères chimiques des métaux alcalins ; ils enlèvent le groupe hydroxyle aux tissus qu'ils détruisent également, et donnent lieu à un dégagement d'hydrogène.

$$Na + H^2O = NaOH + H$$

Aussi l'action modificative est plus faible au pôle négatif, l'action destructive au contraire est dominante.

Au passage du courant il y a d'abord pâleur par vaso-constriction, puis rougeur consécutive ; et si l'intensité est un peu forte et la durée assez prolongée la peau s'escarrifie.

La piqure détermine très rapidement, au pourtour de l'aiguille, la formation d'un halo blanc grisâtre, puis une sorte d'éclatement des tissus se présentant sous la forme d'irradiations de même couleur, qui partent en rayonnant du pourtour de l'aiguille. Tout autour de l'aiguille apparaît une mousse blanchâtre, écumeuse, contenant des bulles d'hydrogène (Brocq).

L'escarre consécutive est de couleur gris brun sale, volumineuse, souple, diffluente et lente à guérir ; sa cicatrice est lisse, molle et peu rétractile.

L'application pratique principale de l'action destructrice du pôle négatif est la destruction des poils. Nous en dirons de suite quelques mots pour ne pas y revenir dans la suite, notre travail étant surtout consacré à l'étude de l'ionisation.

Destruction des poils

C'est encore à l'heure actuelle le seul procédé connu qui détruise d'une manière complète et définitive le bulbe pileux.

Pratiquée avec soin, elle ne donne que peu ou pas de de cicatrices, cependant quelques peaux particulièrement délicates conservent toujours quelques marques.

Le véritable écueil de ce procédé, qui est d'ailleurs assez douloureux en certaines régions (lèvres, cou, narines, paupières), c'est son extrême lenteur quand on a des moustaches ou des barbes entières à enlever.

Pour épiler voici la technique que nous employons actuellement à St-Louis. Le mieux est de mettre son malade dans une attitude telle qu'il n'ait aucune tendance à fuir l'aiguille. Le mieux est un lit d'opération. Il est bon d'agir avec de très faibles intensités, quelquefois moins de 1 milliampère. Il ne faut faire passer le courant que quand l'aiguille est introduite. L'aiguille doit être introduite jusqu'à la sensation de la résistance du fond du follicule qui ne doit pas être dépassé. Fréquemment l'aiguille entre dans la petite glande sébacée annexe du poil ; si l'on s'en aperçoit, il est bon de la retirer. La profondeur d'implantation varie beaucoup d'un poil à l'autre et l'apparence du poil n'est pas toujours en rapport avec la profondeur d'implantation.

Il est plus mauvais de dépasser trop le bulbe pileux que de n'en pas atteindre tout à fait le fond. Les piqûres ne doivent pas confluer.

Effets interpolaires

Si nous considérons une cellule de l'organisme située entre les deux électrodes mais suffisamment éloignée pour que celles-ci n'influent pas sur elle, nous voyons qu'elle perdra d'un côté un anion et gagnera un cathion, tandis que, de l'autre côté, elle perdra un cathion et gagnera un anion. A la longue la composition de la cellule pourra être sensiblement modifiée. Il est vrai que c'est surtout le chlorure de sodium qui sert à véhiculer le courant en sorte que ce sont surtout des Na et des Cl que chaque cellule échangera avec les cellules voisines. Et comme les ions Na et Cl n'ont pas des vitesses très différentes, la cellule gagnera d'un côté ce qu'elle perd de l'autre.

Cependant, il est probable que ces échanges de cellule à cellule modifient les phénomènes de nutrition et expliquent jusqu'à un certain point l'action trophique de l'électricité.

De ces actions interpolaires, il faut en tirer la conclusion que si, elles sont sans inconvénient aux doses applicables en thérapeutique, elles peuvent, au contraire, devenir nocives quand les intensités sont considérables. Il suffit de nous rappeler qu'un cobaye dont la patte est traversée, pendant cinq minutes, par un courant de 60 milliampères perd sa patte ; ou bien cette autre expérience de Weiss, qui, faisant passer un milliampère à travers un gastrocnémien de grenouille observait une dégénérescence du tissu musculaire visible au microscope.

Effets particuliers à certains ions

Les *ions alcalins* et l'ion *magnésium* produisent peu de lésions alors que les ions *alcalino-terreux* donnent facilement la mortification des tissus.

L'ion *zinc* provoque peu de réaction inflammatoire. Il est utilisé pour stériliser les plaies, les muqueuses infectées, si, au préalable on a introduit dans les anfractuosités ou sous les décolements des mèches imbibées de la solution. Il agit en fermant les vaisseaux des tissus infectés.

L'ion *salicyle* est un des mieux tolérés par la peau. Sous une cathode de salicylate de sodium, le passage d'un courant de deux milliampères par centimètre carré d'électrode, pendant dix minutes, produit une réaction à peine marquée : une légère cautérisation de chaque orifice glandulaire, il se forme de petites pellicules qui desquament après 15 jours. De plus, l'ion salicyle ne produit aucun changement de la sensibilité normale. Enfin, il a une action analgésiante qui trouve son emploi dans les types d'arthrites subaiguës à douleur assez étroitement localisée et qui sont l'expression tantôt d'un reliquat d'arthrite aiguë tantôt d'une poussée aiguë d'arthrite chronique commençante ou récidivante.

L'ion *soufre* a donné de bons résultats thérapeutiques à d'Argenson et Bordet (310), dans des affections rhumatismales subaigues où l'ion salicyle n'avait apporté aucune amélioration. Il a une action trophique locale très marquée. De plus, après chaque séance, l'excrétion urinaire du soufre est considérablement augmentée surtout pendant les trois premières heures ; elle n'est pas terminée six heures après la séance. Cette augmentation porte surtout sur les sulfates et les phénosulfates, quelle que soit la polarité de l'électrode imbibée d'hyposulfite de soude. Toutefois, l'excrétion des sulfates est un peu plus élevée quand la solution imbibe la plaque positive.

L'ion *permanganique* ne diffuse absolument pas.

L'ion *chromique* diffuse avec une vitesse d'environ 1 millimètre par seconde. Il donne immédiatement de la rougeur et une vive inflammation périglandulaire. Au bout de trois semaines, on a une desquamation qui en certains points peut laisser des cicatrices.

L'ion *cocaïne* donne une analgésie durable, intense, dont le champ s'étend notablement en profondeur. Il se produit un œdème qui en disparaissant laisse une paralysie vasculaire donnant à la région une coloration rouge-brun.

Les téguments desquament au bout d'une quinzaine de jours, et restent longtemps pigmentés en jaune brun.

L'ion *adrénaline* produit une anémie croissante jusqu'à une intensité d'un demi-milliampère par centimètre carré ; des intensités plus élevées produisent ; au contraire, de l'irritation et de la congestion.

L'ion *lithium* peut être douloureux et provoquer autour des orifices glandulaires une couronne de purpura.

L'ion *sulfurique* laisse une surface par cheminée sèche, brillante qui noircit les jours suivants, et fait place après desquamation, à une peau saine (environ trois semaines après l'application).

L'ion *arsénieux* est douloureux et donne une éruption bulleuse herpétiforme. L'ion arsénic s'introduit facilement et ne produit pas les mêmes effets.

DEUXIÈME PARTIE

CHAPITRE I

Applications de l'ionisation et de la cataphorèse au traitement des dermatoses

Depuis plusieurs années, avant qu'aucune publication ait paru sur le traitement du plus grand nombre des dermatoses par l'ionisation, M. le Dr Lenglet avait commencé à l'Hôpital Broca, puis poursuivi à St-Louis dans le service de M. Brocq des expériences et des tentatives variées de thérapeutique ionique. Au cours de ces années 1902, 1908 des centaines de malades furent traités dans le service et les idées que nous exposons dans ce chapitre sont le résultat de cette expérience déjà longue.

Au cours des mêmes années, de nombreux observateurs ont publié, sur des sujets variés, les résultats du traitement de cas le plus souvent isolés et les conclusions qu'ils ont pu tirer de faits trop peu nombreux et d'expériences insuffisamment poursuivies, ne permettent pas de juger de l'importance et de la valeur exacte de la méthode.

Si aucune publication de ce genre n'a été faite jusqu'à ce jour dans le service de M. Brocq, c'est que l'enthousiasme préside trop souvent à l'appréciation des effets de méthodes nouvelles ou renouvelées, d'autant plus attrayantes que leur technique est plus simple.

Tout en tenant compte des résultats partiels obtenus par les différents observateurs nous ferons remarquer combien diffère en importance le nombre des malades que nous avons traités, combien nos conclusions sont fondées sur des statistiques plus étendues et combien aussi il convient d'être réservé sur l'avenir véritable de l'électrolyse.

Ce chapitre sera le simple exposé des résultats principaux obtenus dans le service de M. le Dr Brocq sous la direction de M. le Dr Lenglet.

Nous laisserons à dessein de côté les faits connus et admis depuis de longues années par tous les dermatologistes ; le traitement des lésions épithéliales, papillomes, verrues ; des lésions vasculaires, nœvi, télangiectasies ; des troubles d'évolution des phanères et des glandes kératose pilaire, adémones, hypertrichose, etc... et en général le traitement des dermatoses par l'électrolyse mono ou bipolaire, au moyen de l'aiguille inattaquable au pôle positif ou au pôle négatif ; les résultats en sont connus.

Nous bornerons l'exposé qui va suivre à l'interprétation des phénomènes produits par l'ionisation et la cataphorèse ; et nous essayerons d'en tirer sans parti pris, les conclusions utiles aux praticiens, moins bien placés que nous n'avons été pour apprécier la valeur d'une méthode nouvelle par la vulgarisation et par l'extension des applications, à défaut de l'être par l'idée première qui a conduit à l'utiliser.

On sera peut être surpris en parcourant ces notes de n'y trouver aucune expérience personnelle sur le traitement d'une affection aussi commune que le cancer cutané superficiel. C'est que nous avons limité nos tentatives aux affections les plus rebelles ou à celles qui ne trouvent dans la thérapeutique journalière qu'un secours insuffisant ou nul. Il importait peu de savoir si le cancroïde de la peau, les syphilides, les gommes syphilitiques, pouvaient être améliorés ou guéris par l'ionisation alors que tant d'autres méthodes excellentes les guérissent aisément. Aussi avons-nous de parti pris, laissé à la thérapentique actuelle le soin de ces affections réservant aux maladies rebelles, les essais d'ionisation et de cataphorèse. C'est ainsi que nous avons mis en traitement bon nombre de maladies de la peau qui évoluent pendant des années, résistent à l'action des thérapeutiques les mieux appropriées en apparence tel le lupus vulgaire. le lupus érythémateux, certaines trophonévroses. D'autre part nous avons utilisé l'ionisation dans le traitement de maladies moins rebelles, mais que la thérapeutique usuelle s'était montrée impuissante à vaincre : la pelade, le sycosis, les folliculites, les verrues vulgaires, les verrues planes, l'acné vulgaire polymorphe et l'acné chéloïdienne, certaines ulcérations anciennes, des ulcérations tuberculeuses.

EPITHÉLIOMA.

Comme nous venons de le dire les observations qui vont suivre appartiennent à d'autres thérapeutes. Nous devons remarquer combien peu il a été fait usage de l'ionisation dans le traitement du cancroïde puisque nous ne trouvons dans la littérature médicale que cinq publications relatant ensemble environ dix observations de guérison d'épithéliomes cutanés superficiels. La principale des objections que l'on peut faire à cette thérapeutique est que l'avenir des malades ainsi traités est incertain. le temps n'ayant pu encore affirmer les résultats, ou justifier le procédé. Tant d'autres méthodes sont à l'abri de cette critique ! Le reproche est encore que presque tous les cas ont subi plusieurs applications, alors que nous guérissons chaque jour par grattage et radiothérapie nos épithéliomes en une seule séance Il est donc au moins superflu d'improviser une thérapeutique qui ne saurait être plus efficace, plus rapide que celle qui est communément utilisée. Voici néanmoins à titre d'indication et pour être plus complet la technique employée et les résultats obtenus.

On peut reprocher à Taylor d'être un peu pressé dans la publication de ses observations.

Taylor (252), a traité un épithélioma mesurant plus de 1 pouce de longueur et un demi-pouce de largeur par l'introduction des ions zinc ; malgré de nombreuses difficultés, l'ulcère était considérablement réduit et presque complètement guéri au moment de la publication de son observation.

Pourquoi M. Taylor n'a-t-il pas attendu la guérison définitive et quelques jours de plus avant de publier ce cas !

David Arthur (253), a traité 4 cas d'épithélioma limité par les ions zinc.

Deux guérirent après une seule application en 14 jours. Le troisième guérit après deux applications.

Le quatrième est décrit par l'auteur comme douteux, parceque, quoique guéri, il ne présentait pas une apparence satisfaisante.

De même Leduc (201) cite un cas de cicatrisation d'un cancroïde de l'aile du nez, datant de cinq ans, après une seule séance d'introduction électrolytique de l'ion zinc. La séance fut de 12 minutes avec intensité de 8 milliampères.

ACTION DE L'IONISATION SUR LES DERMATOSES INFECTIEUSES.

Après une expérience de plusieurs années acquise dans le service du Dr Brocq à Broca et à St-Louis le Dr Lenglet est arrivé à regarder comme particulièrement justiciables de l'ionisation les dermatoses infectieuses. Elles le sont cependant à un degré éminemment variable et l'on peut dire en thèse générale que celles dont l'agent infectieux a le plus de tendance à produire des maladies chroniques sont aussi celles qui résistent le plus à l'ionisation, comme elles résistent aux autres modes thérapeutiques.

Parmi ces dernières le lupus vulgaire et le lupus

érythémateux sont les plus difficilement curables. C'est à ces deux maladies que le Dr Lenglet s'est particulièrement attaqué et nous nous hâterons de dire, que, si ses efforts ont été au-dessus des résultats, l'ionisation constitue, comme nous l'allons voir, un précieux adjuvant de la thérapeutique du lupus.

Lupus vulgaire

Il convient de distinguer la variété non exedens, de la variété ulcéreuse, l'exedens. Ce dernier se comporte en effet comme les ulcérations tuberculeuses ; le lupus non exedens, au contraire, dont on connaît l'extrême résistance à la radiothérapie, à la scarification, à la photothérapie, se montre aussi rebelle à l'ionisation. Voici cependant ce qu'on peut obtenir, quand on lui applique cette méthode. La technique est simple : l'électrode est soit une lame de cuivre ou de zinc garnie à la manière ordinaire, soit le cylindre de verre creux à pôle de charbon, rempli de la solution à ioniser. Les solutions employées ont été surtout de SO^4CU et SO^4zn à 2 p. 100. L'intensité du courant est portée aussi haut que le malade peut la supporter, 10 à 20 milliampères sont ordinairement tolérés avec des électrodes de 6 à $10c^2$ de surface, la durée de l'application est de 10 à 20'. dès la première séance les nodules traités perdent leur apparence sucre d'orge et se confondent avec le reste de la peau traitée. Au bout de quelques jours ils commencent à se résorber parfois ils s'éliminent et laissent une cicatrice lisse ; d'autres fois, la cicatrice se dessine au milieu des nappes lupiques à mesure que celles-ci disparaissent.

Mais cette amélioration du début ne persiste pas d'ordinaire et sauf en quelques cas très rares on est bientôt réduit à utiliser la méthode mixte dont nous parlerons plus loin. Le lupus plan non exedens peut être regardé comme justiciable de l'ionisation seule (1).

Voici à titre d'exemple l'observation d'un malade guéri qui fut d'abord traité avec succès apparent par l'ionisation seule.

OBSERVATION I

B. — Lupus plan non exedens à nodules presque partout confluents, occupant la région sous maxillaire et maxilaire gauche, de 15 à 18 centimètres de longueur dans sa plus grande dimension. Ce lupus amélioré par divers procédés n'a cessé de récidiver jusqu'au jour où il a été guéri par un raclage énergique suivi de cautérisation avec ZnCl et de pansements iodes et iodoformés. Traité d'abord par radiothérapie puis par ionisation avec sulfate de cuivre. Après plusieurs séances d'ionisation, les nodules avaient presque complétement disparu sans s'être ulcérés, puis la récidive se produisit et toute la surface se couvrit de nouveau de nodules. La malade guérit par grattage et pansements.

Lupus érythémateux

La distinction clinique des formes du lupus érythémateux est aussi importante au point de vue de la thérapeutique qu'au point de vue de la clinique. Ici encore, le lupus érythémateux fixe et le lupus centrifuge se comportent de façon distincte. On peut de manière générale regarder le lupus érythémateux fixe comme une des dermatoses les plus rebelles à l'action thérapeutique, le même phénomène se vérifie pour l'ionisation. Quant au lupus érythémateux centrifuge il est au contraire assez modifiable par des procédés simples ou par sa propre évolution pour que nous n'ayons pas cru devoir le soumettre à l'électrolyse.

La forme fixe peut être subdivisée en trois variétés principales : 1° la variété épithéliale (herpès crétacé) ; 2° la variété infiltrée et très congestive ; 3° une variété mixte vasculo-conjonctive avec hyperkératose et infiltration modérée. L'effet de l'ionisation est surtout accentuée pour les deux dernières variétés, l'herpès crétacé. est peu ou pas modifiable.

La technique est celle que nous indiquions pour le lupus vulgaire, à celà près que le liquide le plus avantageux est une solution d'un sel de quinine à 2 ou 3 p. 100. Quand la surface est trop irrégulière pour permettre l'~~application de l'électrode cylindrique~~, on emploie le procédé commun du tampon d'ouate couvert d'une lame de plomb. Il faut alors avoir soin de changer plusieurs fois la position du tampon et de la lame au cours de l'application.

Peu après la séance, la peau est blanche, tuméfiée et les points d'hyperkératose interpapillaire font une saillie légère à la surface.

Le lendemain, l'épiderme est sec, transparent ; des coagulations très nettes et de petites hémorragies interstitielles marquent toute la surface traitée. Le troisième jour et les jours suivants, l'épiderme se soulève et se détache peu à peu en masse ; sa teinte est brune ; l'épaisseur de la lame qui tombe, varie de 1 à 3/10 de millimètre ; elle laisse à découvert une surface à peine cicatricielle à épiderme lisse où ne se reconnaissent plus les lésions primitives du lupus érythémateux. Il est toutefois le plus souvent nécessaire de revenir plusieurs fois au même point pour en achever la guérison.

Sous l'influence de l'action prolongée de l'ionisation employée seule, une partie importante de la nappe lupique disparaît progressivement, mais le malade et le médecin doivent y apporter une très grande patience. Le résultat obtenu pour cette partie ne se manifeste pas au même degré pour d'autres points de la surface malade et on se trouve en présence d'un lupus érythémateux partiellement complètement guéri et de surfaces peu modifiées et qui demeurent insensibles aux actions ultérieures. Il devient, pour ces dernières, illusoire de poursuivre l'ionisation, il faut la combiner à d'autres actions.

Il est toujours à peu près impossible de prévoir l'étendue et le siège des parties de la surface malade que guérira l'électrolyse sans combinaison d'autres méthodes. Dans certains cas, tout le lupus érythémateux disparaît, d'autres fois il résiste presque partout : c'est dire qu'ordinairement, dans les cas moyens, il se modifie et guérit sur environ la moitié ou les deux tiers de son étendue, résiste sur le reste de la plaque. Ici encore nous sommes obligés de venir à des combinaisons de traitement.

En résumé, l'ionisation seule est insuffisante à guérir le lupus érythémateux fixe dans sa totalité, mais elle peut le guérir définitivement en certains points et l'améliorer de façon passagère dans le reste de l'étendue.

A titre d'exemple, nous pouvons citer l'observation suivante :

OBSERVATION II. — C. infirmière. — Lupus érythémateux fixe de forme mixte, conjonctive, infiltration accentuée et épithéliale (crétacée) modérée. Le lupus occupe le nez et les joues en vespertilio très large ,les régions temporales et le front en plaques irrégulières ; les oreilles. La malade a subi de nombreux traitements usuels et améliorée par aucun d'eux. Mise au traitement de l'ionisation quinique elle s'améliore progressivement dans toutes la partie des joues formant les ailes du papillon. Le nez seul résiste. Après un temps d'arrêt dans la médication toute la partie des joues était guérie sauf quelques points étroits de la joue gauche. A partir de ce moment, l'ionisation seule devient impuissante à assurer la régression de la maladie ; mais la partie guérie l'est demeurée. Elle représente environ lés 2/3 de la surface prise primitivement.

L'amélioration qui se manifeste souvent avec rapidité au début de la cure, cesse bientôt de se produire et il n'est pas rare de voir des nodules isolés persister indéfiniment au milieu des mêmes surfaces soumises en plusieurs fois de suite à l'action du courant. Quelle que soit la persévérance, il devient à partir de ce moment, impossible d'aller plus loin et mieux vaut s'adresser à d'autres méthodes. C'est ce qu'a fait depuis plusieurs années le Docteur Lenglet qui a combiné l'ionisation à la radiothérapie et à la scarification dans le traitement du lupus vulgaire. Pendant l'année que nous avons passée avec lui, nous avons eu fréquemment l'occasion d'appliquer nous-mêmes ce traitement mixte sur les effets duquel nous reviendrons plus loin. Disons de suite qu'il permet, par une variation appropriée dans l'action, de poursuivre beaucoup plus efficacement le traitement de ce lupus non exedens, éminemment rebelle, et que ces méthodes mixtes paraissent en somme les véritables méthodes de choix dans le traitement de ces affections.

Dans cet ordre d'idées, le traitement doit être conduit en faisant alterner l'ionisation et la scarification avec la radiothérapie. Il est fréquemment avantageux de se servir pour l'ionisation d'aiguilles attaquables en zinc ou en cuivre, surtout quand il s'agit d'atteindre dans toute leur masse des lupus à infiltrations profondes. L'inconvénient principal de cette ionisation des métaux est qu'elle est assez douloureuse et exige quelque courage de la part du malade. Les malades du service qui sont en ce moment en traitement par l'ionisation sont concurremment soumis à l'action de la radiothérapie ou de la scarification.

Ulcérations tuberculeuses. — Adénopathies bacillaires ouvertes. — Gommes tuberculeuses ouvertes

Autant le succès est difficile à obtenir dans les différentes formes du lupus vulgaire et du lupus érythémateux, autant on est en droit de l'attendre quand l'ionisation est appliquée aux diverses variétés de scrofuloderme ou aux ulcérations tuberculeuses consécutives à l'ouverture d'adénopathies ou de gommes. On a reproché, dans ces derniers temps à cette méthode de favoriser l'infection et la généralisation de la tuberculose. Cette assertion paraît reposer sur de bien fragiles preuves et nous n'avons jamais observé rien de comparable, ni rien qui justifiât de telles craintes.

Les applications doivent être faites après avoir garni avec soin le fond, les bords décollés, les anfractuosités de la plaie, de mèches d'ouate hydrophile imbibées de la solution de chlorure de zinc à 2 %, ou de sulfate de cuivre ou de zinc au même taux. Le zinc donne les meilleurs résultats. Les applications sont faites pendant dix minutes, deux fois par semaine, en utilisant de faibles courants, cinq milliampères suffisent.

Dès les premières applications, la surface se modifie, la suppuration cesse, les bourgeons atones sont remplacés par du tissu de granulation de meilleure qualité, l'épiderme des bords végète, les décollements et les anfractuosités se régularisent et se comblent ; après un et demi à deux mois de traitement, la guérison est ordinairement obtenue. Nous verrons plus loin comment ce traitement peut être utilement combiné à l'action de la radiothérapie.

Nous n'avons pas eu l'occasion de traiter l'*actinomycose*, la *sporotrichose*, les *ulcérations lépreuses*, mais il est probable qu'elles nous auraient donné des résultats comparables à ceux que nous allons maintenant relater, et qui nous sont fournis par les maladies infectieuses banales à évolution rapide, le sycosis, les folliculites, l'acné, le scrofuloderme, etc.

Sycosis. — L'intérêt de l'application de l'ionisation à cette dermatose, ne serait pas grand si tous les sycosis non tricophytiques guérissaient par les méthodes dermatologiques ordinaires, ou par la radiothérapie ; il en est malheureusement un certain nombre qui se montrent rebelles à toute thérapeutique usuelle. Nous avons eu l'occasion de soigner quelques malades atteints de sycosis à répétition depuis de longues années et qu'amélioraient à peine les méthodes ordinaires ; nous en avons eu d'autres qui n'avaient pas été traités et paraissaient de résistance et de forme banales. En règle générale, les plus rebelles ont guéri avec une remarquable facilité et si quelques récidives se sont produites pour certains d'entre eux, après un temps assez long, elles sont suffisamment explicables par la nature de l'affection, pour qu'il n'y ait pas lieu de s'en étonner. D'autre part, on ne saurait davantage être surpris de l'influence très favorable de l'ionisation, puisque l'infection sycosique est presque exclusivement glandulaire et que les glandes sont les chemins ouverts au transport des ions.

Nous avons vu plusieurs fois le sycosis guérir en 3 à 5 séances d'ionisation ; dans les cas les plus rebelles, nous n'avons pas été au delà de 20 séances. Quelques-uns ont résisté, mais peut-être pour des raisons de technique, l'utilisation de l'ionisation étant toujours assez difficile, peut-être aussi parce qu'il s'agissait de tricophytie associée ; même ces derniers ont été améliorés.

Les pustules doivent être ouvertes ayant de faire l'application ; le zinc, le cuivre, sont les métaux que nous avons employés. L'intensité pour 10 centimètres carrés, est de 10 à 20 milliampères, et la durée de l'application de 15 à 20 minutes. Nous faisons une séance tous les deux ou trois jours. Le malade, une fois guéri, doit être revu, car il peut s'infecter de nouveau. D'autres applications seraient nécessaires pour le débarrasser complètement de cette affection.

Succès

OBSERVATION III. — G. Sycosis de la barbe. — Vingt séances, quatre ou cinq sur chaque lésion, 20 minutes ; 15 milliampères. Sulfate de cuivre. traitement du 27 février au 28 mars.

OBSERVATION IV. — L. Sycosis du cou. 4 séances en 17 jours 20 M. A. 20 volts. 15 à 20 minutes.

OBSERVATION V. — P. Sycosis de la moustache et de la barbe, 8 séances en 8 jours sur les différents points de la lésion 15 à 18 M.A. 20 minutes.

OBSERVATION VI. — G. Sycosis de la barbe et du menton 17 séances en 19 jours.

OBSERVATION VII. — L. Sycosis de la barbe 4 séances en 10 jours.

OBSERVATION VIII. — S. Sycosis de la moustache. Amélioration rapide, récidive, puis guérison complète, 7 séances très espacées.

Amélioration.

OBSERVATION IX. — L. Sycosis de la barbe 30 séances du 26 mai au 23 juin 1906 (20 minutes, 10 M.A.)

OBSERVATION X. — C. Sycosis de la barbe et de la moustache. (Vient irrégulièrement, est amélioré chaque fois qu'il est soumis au traitement). Trois séances sur chaque lésion. En tout 15 séances (zinc).

OBSERVATION XI. — L. Sycosis de la barbe. 54 séances du 17 janvier au 27 mars 1908. 10 à 15 M.A.

En faisant des recherches bibliographiques, nous avons vu que M. Boisseau du Rocher ayait appliqué sous une autre forme l'ionisation au traitement du sycosis, dès 1895.

Boisseau du Rocher (93), adopte une autre technique que la nôtre. Au lieu d'employer une solution électrolytique, il implante dans les tissus une aiguille d'argent reliée au pôle positif. La durée de chaque piqure est de 10 minutes avec une intensité de 7 milliampères. Il rapporte l'observation d'un sycosis rebelle guéri en 25 séances dans l'espace de quatre mois avec un repos de trois semaines.

Nous ferons remarquer combien cette technique qui était demeurée inconnue du docteur Lenglet est moins parfaite dans son apparente précision que la technique employée dans le service. En effet, il n'importe pas seulement de désinfecter quelques pustules viables, mais encore le plus grand nombre possible des glandes de la région sycosique. Le procédé de la solution répond à ce desideratum et l'on stérilise pour ainsi dire d'avance, les glandes qui seraient ultérieurement le point de départ de la réinfection microbienne et que ne saurait atteindre toutes, le praticien muni d'une simple aiguille.

Folliculites des parties glabres

Ce que nous venons de dire du sycosis, la technique que nous avons indiquée à son sujet s'applique sans restriction à l'action favorable de l'ionisation sur les folliculites. Le mode de pénétration du métal ionisé en rend aisément compte : les solutions à employer sont celles de cuivre ou de zinc.

Succès.

OBSERVATION XII. — C. Acné de la commissure de la lèvre gauche. Deux séances les 21 et 28 mai 1906 de 20 minutes et de 10 M.A. (ion cuivre).

OBSERVATION XIII. — L. Folliculites des deux cuisses. 8 séances ,sur chaque cuisse du 5 au 29 avril 1907. 20 minutes, 15 milliampères.

OBSERVATION XIV. — R. Folliculite du menton. 17 séances du 10 novembre 1906 au 27 février 1907. 20 minutes, 10 à 15 milliampères.

Amélioration

OBSERVATION XV. — G. Folliculites des cuisses. Six séances en tout du 5 au 23 janvier. 20 minutes, 15 milliampères. Améliorée par l'électrolyse, guérie par la haute fréquence.

OBSERVATION XVI. — P. Folliculites des cuisses et des bourses. Guérison complète lorsque le malade a cessé de se soigner. 8 séances en sept jours, sur points divers, puis sept séances en 40 jours).

Acné chéloidienne

Il n'en est pas de même dans l'acné chéloïdienne, l'amélioration qui suit les applications d'un sel de cuivre ou de zinc est due à l'action aseptisante sur celles des glandes qui sont près de s'abcéder, mais la densité extrême des tissus, l'oblitération glandulaire qui en est la conséquence mécanique, diminuent dans de telles proprotions la perméabilité de ces organes que l'infection continue à se poursuivre en profondeur sans que l'ionisation en soit maîtresse. La densité des infiltrations et peut être l'existence d'un parasitisme spécial, ou banal, mais favorisé par la constitution de la région, expliquent cette différence paradoxale d'action. Il est possible que le système des aiguilles attaquables soit ici préférable en portant dans la profondeur les ions modificateurs. Il convient dans ce cas de pénétrer directement dans chaque glande.

Acné polymorphe

L'acné polymorphe se rattache aux folliculites par les abcès glandulaires, s'en sépare par les troubles concomitants de la sécrétion et par les troubles vasculaires de voisinage qui établissent la transition entre l'acné vulgaire et l'acné télangiectasique (couperose). Dans le cas d'acné, la thérapeutique électrolytique est plus complexe. Elle comprend des modifications par désinfection des glandes et des modifications par action directe de l'aiguille sur les télangiectasies et les glandes ectasiées et comédonniennes. La première partie de la thérapeutique est liée à l'emploi de l'électrode liquide chargée de zinc ou de cuivre ; la seconde est justiciable de l'action directe de l'aiguille négative.

Succès

OBSERVATION XVII. — D. Acné ulcéreux serpigineux du nez (forme Kaposi). 11 séances du 14 juin au 12 octobre 1906 (ion cuivre).

Amélioration

OBSERVATION XVIII. — M. Acné du dos, Très amélioré encore en traitement. Jusqu'à présent 16 séances.

Verrues vulgaires. — Verrues planes

Bien que le parasitisme des verrues soit inconnu, il est probable, d'après leur évolution clinique, qu'elles doivent être rangées dans le groupe des maladies infectieuses de la peau.

La variété verrue vulgaire est remarquablement rebelle au traitement et après avoir obtenu quelques succès, nous avons renoncé à les traiter. Un grand nombre de ces proliférations épithéliales demeurent insensibles à l'action de l'ionisation. Nous ne comprenons pas comment quelques opérateurs ont pu obtenir des résultats si régulièrement satisfaisants et nous nous demandons s'il n'y a pas dans les verrues des différences de résistance qui expliquent ces apparentes contradictions. Peut-être aussi certains praticiens ont-ils confondu les verrues vulgaires et les verrues planes. Ces dernières sont en effet beaucoup plus accessibles à l'action de l'électrolyse.

Les séances sont faites en appliquant sur toute la peau qui porte les verrues, sans distinction, des tampons imbibés d'une solution de zinc ou de magnésium. Le courant est gradué de façon à faire supporter le maximum possible d'intensité, on ne dépasse pas un milliampère par centimètre carré, pendant vingt minutes. Les verrues s'affaissent dès la seconde ou troisième séance, mais il faut faire d'assez nombreuses applications pour amener la disparition de toutes les verrues.

Succès

OBSERVATION XIX. — P. Verrues du dos des mains. 14 séances de 20 minutes. Deux à 20 M.A. Sulfate de magnésie 2 %.

OBSERVATION XX. — K. Une verrue unguéale pouce gauche. Aiguille de fer et nikel au pôle positif. 1 M.A. 1 minute. Une seule séance.

OBSERVATION XXI. — K. Une verrue du menton. Aiguille de fer et nikel au pôle positif. Six secondes, graduellement jusqu'à 6 M. A. Deux séances.

OBSERVATION XXII. — L. Verrue du sein droit, quatre séances du 18 juillet au 22 Août 1907. 20 minutes. 2 à 5 M.A. (Avant et après le malade a eu de la radiothérapie). (Zinc).

OBSERVATION XXIII. — Verrue de la lèvre supérieure côté droit. Cinq séances de 20 minutes. 3 M. A. (20 août au 25 septembre 1907).

Amélioration

OBSERVATION XXIV. — L. Verrues vulg. des deux mains très améliorée lorsqu'elle est partie. Vingt-neuf séances, 20 minutes ; 10 M.A.)

OBSERVATION XXV. — N. Verrues de la face, sur les deux joues. Seize séances espacées sur 3 mois (Cuivre).

OBSERVATION XXVI. — G. Verrues planes du poignet et des doigts. Six séances en un mois.

OBSERVATION XXVII .— E. Verrues du dos des mains. 6 séances.

OBSERVATION XXVIII. — B. Verrues du dos des mains 12 séances.

(286) Lewis Jones et Flagelle, soutiennent que l'influence de l'ion magnésium est bien supérieur à l'ion zinc dans ce cas, et ils rapportent l'observation d'un malade dont ils isolèrent deux verrues, celle traitée par l'ion zinc ne changea pas, celle traitée par l'ion magnésium disparut en une seule séance. Cette constatation faite, ils traitèrent par l'ion magnésium celle qui avait persisté et elle disparut. Nous avons plusieurs fois tenté la même expérience et nous n'avons jamais obtenu si beau résultat. Nous avons actuellement en traitement depuis un mois et demi une malade pour verrues multiples du visage. La moitié droite de la figure est traitée par l'ion magnésium, la moitié gauche par l'ion zinc. La malade a déjà eu six séances ; elle n'est qu'améliorée et il a été impossible aux médecins auxquels nous l'avons montrée de nous dire le côté où l'application de l'ion magnésium était faite. De plus ces auteurs rapportent des cas de guérison complète après une jamais plus de trois séances ; et en suivant la technique qu'ils indiquent, jamais nous n'avons pu tomber d'accord avec eux.

PELADE EN AIRES DE BATEMAN. — PELADE OPHIASIQUE DE CELSE. PELADE GÉNÉRALISÉE.

Il convient, au point de vue de l'influence thérapeutique de séparer nettement ces trois variétés de pelade.

Tandis que nous avons obtenu des succès assez rapides ou même très rapides dans la pelade en aires de Bateman ; la pelade ophiasique et la pelade généralisée se sont ordinairement montrées rebelles. Il y a des exceptions à cette règle : quelques pelades à aires localisées ont résisté à l'ionisation, la pelade généralisée au contraire a été améliorée et comme nous le verrons plus loin, la guérison a pu être obtenue par l'association d'autres procédés.

On pourrait objecter que bon nombre de pelades en aire, guérissent bien et rapidement par la médication locale et usuelle, mais on trouvera de ces pelades ayant résisté pendant des mois à cette médication et que guérira l'ionisation. De plus, la moyenne de durée du traitement nous a paru notablement plus courte en utilisant l'action de l'électrolyse.

Cette différence dans l'évolution des pelades soumises à l'ionisation soulève la question de leur pathogénie. Peut-être certaines pelades qui guérissent rapidement, sont-elles rendues plus actives par l'action d'un parasitisme de surface que détruit l'ionisation, tandis que les pelades généralisées ou ophiasiques sont en rapport plus direct avec les troubles trophiques peu influencés par le parasitisme superficiel. Cette hypothèse d'ailleurs toute gratuite, est d'accord avec l'action aseptisante de l'ionisation.

C'est le zinc que nous introduisons le plus souvent dans ces cas de pelade, d'accord en cela avec les expériences de Leduc sur la repousse des poils. D'Argenson et Bordet (17), ont obtenu dans un cas la guérison en électrolysant une solution d'hyposulfite de soude à 5 %.

Succès

OBSERVATION XXIX. — L. Petite plaque de l'étendue d'une pièce de cinquante centimes sur le haut de la tête. Deux séances le 11 août et le 4 septembre 1907 ; durée 20 minutes ; intensité, 3 milliampères.

OBSERVATION XXX. — T. Deux petites plaques. 17 séances du 1er février au 29 avril 1908. 20 minutes, 8 à 10 milliampères.

OBSERVATION XXXI. — Le Q. Une plaque du côté droit. Guérison complète en 15 séances faites du 7 octobre 1907 à avril 1908. 20 minutes ; 10 à 15 milliampères.

OBSERVATION XXXII. — R. Pelade vulgaire. Le malade avait quinze plaques disséminées sur toute l'étendue du cuir chevelu. Par là s'explique le nombre des séances qui furent nécessaires. 75 séances (Zn Cl) de mai à juillet.

OBSERVATION XXXIII. — H. Pelade vulgaire. Une seule plaque 13 séances de juin à novembre. 20 minutes 5 milliampères.

OBSERVATION XXXIV. — G. Pelade de la barbe. Plaques très nombreuses. 60 séances.

Amélioration

OBSERVATION XXXV. — T. Pelade occupant tout le cuir chevelu à l'exception de quelques étroites bandes de chevéux. On lui fit 112 séances de novembre 1906 à juillet 1907. La pelade s'est progressivement améliorée et le malade est parti en pleine repousse.

OBSERVATION XXXVI. — Br. Pelade vulgaire. Ce malade est parti en pleine repousse et peut être considéré comme guéri mais il n'a pas été revu. On lui fit 26 séances.

OBSERVATION XXXVII. — Br Plaques symétriques de pelade de la région mastoïdo-occipito-pariétale. Le malade, très amélioré, a terminé son traitement par pommade et frictions 17 séances du 18 juillet au 20 août 1907.

OBSERVATION XXXVIII. — D, Pelade en bordures très larges. Le traitement électrolytique a amené une repousse abondante avec 11 séances sauf sur le dessus de la tête. La malade est encore en traitement, mais à la haute fréquence (manchon).

Cette action de l'ionisation sur des pelades ophiasiques ou sur des pelades généralisées qui sont ordinairement regardées comme liées à des actions trophiques, nous conduit à parler de l'influence de l'électrolyse sur certains troubles nerveux, en particulier la morphée et la sclérodermie.

MORPHÉE. SCLÉRODERMIE

Bien que ces affections nous aient paru surtout justiciables de l'action mixte dont nous parlerons plus loin, il est cependant possible, par simple électrolyse d'obtenir de bons résultats dans leur traitement. Il importe alors de ne jamais faire usage d'intensités destructrices, mais seulement d'un courant capable de modifier progressivement les plaques malades. Sous cette influence, l'effet trophique se manifeste même en des points qui n'ont pas été piqués.

Il convient de remarquer que l'association de la radiothérapie donne, comme nous le verrons plus loin, des résultats beaucoup plus rapides et meilleurs.

Nous avons l'occasion de traiter en ce moment une plaque de sclérodermie en bande de la lèvre supérieure. Nous lui faisons à chaque séance 40 à 50 piqûres avec une aiguille très fine, en platine, reliée au pôle négatif, le pôle positif constitué par une plaque recouverte d'ouate hydrophile imbibée d'eau placée sous la main de la malade.

Nous répétons les séances tous les quinze jours. L'intensité n'est que de 1 milliampère, et la durée de chaque piqure de 2 secondes. La malade est très améliorée:

Les pages qui précèdent indiquent ce que l'on peut attendre de l'électrolyse employée comme méthode modificatrice et comme méthode antiseptique ; elle devient surtout destructrice quand elle doit être appliquée au traitement des angiomes. Mais ici encore il convient d'en graduer l'effet avec beaucoup de précision pour atteindre le but sans le dépasser.

ANGIOMES

Le traitement des angiômes et des tumeurs érectiles par l'électrolyse n'a été pratiqué jusqu'ici qu'avec des aiguilles insolubles et en agissant à la fois par le pôle positif et par le pôle négatif. Il nous a semblé qu'il y avait avantage à utiliser les effets coagulants des ions métalliques en même temps que les propriétés destructrices du courant. Nous avons donc implanté dans les angiômes des aiguilles de cuivre, de zinc ou de fer au pôle positif et nous avons essayé l'aluminium au pôle négatif. Or, les résultats n'ont pas été aussi favorables que nous l'avions espéré, mais il convient de dire que nous nous sommes adressés seulement à des angiômes de très grande dimension et que même dans ce cas nous avons obtenu une notable amélioration. Il est probable qu'à un degré moins avancé le traitement eut été suivi de succès.

CHAPITRE II

Traitement mixte. — Association de l'ionisation à la scarification, au grattage, à la haute fréquence et particulièrement à la radiothérapie

Comme on s'en rend compte à la lecture des chapitres précédents, l'électrolyse convient particulièrement au traitement de certaines maladies infectieuses et suffit à les guérir. Mais dans nombre d'autres cas elle n'est qu'un agent d'amélioration et la nécessité de recourir à des moyens plus rapides ou plus efficaces s'impose bientôt.

Frappé de cet inconvénient et de l'insuffisance d'action, le Docteur Lenglet nous confia le soin de pratiquer en concurrence avec l'ionisation d'autres applications qui permirent d'obtenir plus rapidement le résultat cherché. Il est parti pour entrer dans cette voie nouvelle de l'hypothèse suivante : des tissus pathologiques modifiés par la radiothérapie, par la haute fréquence ou même simplement par des actions physiques doivent être plus accessibles à l'action modificatrice de l'ionisation surtout si on emploie des aiguilles attaquables qui portent les ions métalliques modificateurs aussi loin qu'il est nécessaire pour leur faire atteindre et imprégner les éléments morbides.

Dans ce procédé mixte, il s'agit donc : 1° de produire une première modification par un des procédés connus : rayons X, effluves d'étincelle de haute fréquence, scarifications, curetage ; 2° de compléter, d'exagérer ou de parfaire cette modification par l'introduction immédiate ou médiate d'ions dérivés d'électrolyses disposés de façon convenable.

Nous envisagerons successivement les divers procédés techniques :

Association de la scarification et de l'électrolyse

Les scarifications sont faites suivant le procédé connu de E. Vidal, Brocq avec leur scarificateur:

Immédiatement après la scarification, on applique sur les parties dissociées par le scarificateur, l'électrode chargée du liquide à ioniser : le lupus vulgaire, le lupus érythémateux, les chéloïdes, sont justiciables de ce procédé.

2° Association du grattage et de l'électrolyse

Le grattage chirurgical du lupus, du scrofuloderme, de l'épithéliome superficiel peut être le premier terme du traitement électrolytique de ces maladies ; l'application de l'électrode est faite d'emblée comme quand il s'agit de scarifications, il n'y a pas lieu de renouveler l'application.

3° Association de la haute fréquence et de l'électrolyse

Ici ce n'est pas tant la combinaison immédiate des deux procédés que leur succession médiate qui a paru donner de bons résultats. C'est surtout dans les trophonévroses et la pelade que cette combinaison est justifiée et nous avons ainsi transformé des cuirs chevelus peladiques qui résistent aux autres traitements usuels. Il a paru que dans ces affections la meilleure utilisation consistait à soumettre d'abord la partie malade à une série de bains électrolytiques de nombre et d'intensité en rapport avec les surfaces à traiter et avec les modifications à obtenir. L'ionisation est suivie d'une série d'applications de haute fréquence, puis reprise s'il est utile. Il est évident que cette méthode est modifiable à volonté et qu'on pourra, dans d'autres circonstances, faire alternativement, pour ainsi dire au jour le jour, l'électrolyse et l'application de haute fréquence.

4° Association de la radiothérapie et de l'électrolyse

C'est ce procédé qui a surtout attiré l'attention du docteur Lenglet et c'est de cas justiciables de cette combinaison d'action que nous nous sommes occupés sous sa direction .Il s'agit de demander aux rayons X, non une action de transformation, mais seulement la modification des parties malades. Les intensités doivent donc être modérées et nous ne dépassons pas d'ordinaire des applications de 2 à 3 H. La modification consécutive à ces applications se produit avec un maximum d'intensité du 3e au 10e jour et il y a avantage à laisser s'écouler plusieurs jours avant d'intervenir par l'électrolyse. C'est d'après l'expérience acquise, la meilleure façon d'obtenir à la fois le maximum de l'effet radiothérapique et ionique.

Deux cas sont à envisager au point de vue du mode d'application des électrolytes : A. *surface exulcérée*, plaie ouverte, tel est le cas du scrofuloderme, des adénopathies tuberculeuses, etc. ; B. *surface non ulcérée*. Tel est le cas du lupus érythémateux, du lupus non exedens ; des trophonévroses, des angiomes, des chéloïdes.

A. Dans le premier cas, il est sage de profiter de la largeur même des surfaces malades pour leur appliquer suivant la technique commune des électrodes d'ouate hydrophile épousant toutes les anfractuosités et chargées du liquide à ioniser. L'application est courte et l'intensité très modérée, environ cinq minutes et cinq milliampères pour une surface de six à dix centimètres carrés. Après quelques jours, dès que la double réaction produite par la radiothérapie et l'ionisation est calmée, ce qui varie beaucoup d'un cas à l'autre, on recommence l'application de 2 à 3 H. et de nouveau, on soumet à l'ionisation quatre à six jours après cette application. Comme on le verra plus loin, à l'exposé des observations, l'amélioration est rapidement obtenue et ce procédé permet la guérison de nombre de cas que ni la radiothérapie seule, ni l'ionisation ne peuvent assurer.

B. Lorsque les maladies à traiter appartiennent au second groupe et qu'aucune ulcération n'existe à la surface, il convient de s'adresser à l'aiguille négative, ou quelquefois à l'aiguille attaquable au pôle positif. Dans la majorité des cas, l'effet modificateur du pôle négatif inattaqué est suffisant, mais il faut recourir au pôle positif quand l'ionisation paraît plus efficace que la simple électrolyse. De toute manière, les piqûres doivent être très rapprochées les unes des autres ; l'intensité du courant très faible un demi à un milliampère ; la durée courte, trois à cinq secondes au maximum pour chaque piqûre. On couvre ainsi assez rapidement des surfaces assez étendues, la durée de chaque application varie avec l'étendue des surfaces à traiter et avec le nombre des piqûres faites par unité de surface. On peut dire qu'en général, il faut une demi-heure pour couvrir dix centimètres carrés. Ce traitement est donc, en somme, assez rapide puisque les effets modificateurs s'obtiennent dès les deux premières séries d'applications.

Nous relaterons successivement la série des observations, en faisant remarquer que la méthode a subi avec le temps quelques modifications apportées par l'expérience et que les résultats primitifs ont été, de ce fait, moins rapides que ceux que nous obtenons maintenant, à gravité égale de l'affection.

Comme nous le disions plus haut, il y a lieu de distinguer les lésions ulcérées de celles qui ne le sont pas; c'est dans cet ordre que nous rapporterons brièvement un certain nombre d'observations de thérapeutique mixte. Le traitement a été appliqué à bon nombre de ces malades par nos propres soins, la précision nécessitée par l'application exigeant une expérience clinique qui faisait défaut aux infirmières du service.

A. — Traitement mixte dans les ulcérations tuberculeuses consécutives a des adénopathies suppurées

OBSERVATION I. — Adénopathies tuberculeuses confluentes sus, sous-claviculaires et prépectorales.

L. La malade est venue nous trouver le 27 mars ayant une plaie irrégulière au moins 30 centimètres de long s'étendant de l'oreille gauche à la partie médiane du sternum. Cette lésion était formée par la réunion de plusieurs adénites. Suppuration abondante avec odeur nauséeuse.

Bacille piocyanique dans le pus.

Le 11 avril, il n'y avait plus de pus bleu dans le pansement.

Actuellement l'adénite cervicale est réduite de moitié, 3 centimètres sur 1 centimètre et demi, et de la clavicule à la partie médiane du sternum, on n'a plus que trois points qui suppurent sans trajet fistuleux. Le tissu cicatriciel est rouge non douloureux, sans tiraillement, bien qu'à un endroit on ait eu l'épidermisation d'une plaie irrégulière de 4 centmètres de long sur 3 de large.

Radio : 3 H1/2 le 27 mars .

Electrolyse (Zinc.) Toute la lésion traitée le même jour par trois applications différentes, aucune application n'empiétant l'une sur l'autre. 5 à 10 M.A pour chaque.

Avril : 2, 7, 11, 15, 21, 25,
Mai : 2, 6, 12, 23,
Juin : 6, 15, 19, 23,

OBSERVATION II. — D. Adénites suppurées de la région sus claviculaire et sterno-mastoïdienne depuis 1905.

1o Ulcération sus-claviculaire gauche (en dehors de la partie moyenne).

2o Ulcération sterno-mast. gauche (à l'union du 1/3 moyen et du 1/3 inférieur).

Le 7 janvier, plus de suppuration pour la deuxième.

Le 10 Février plus de suppuration pour la première.

Le 12 mars les ulcérations sont fermées.

RADIO : 2H. 25 novembre 1907.
2H. 20 décembre 1907.
2H. 24 janvier 1908.

ELECT. (Chlorure de zinc à 1 % 5 à 10 M.A 5 à 10 minutes.

Décembre : 20, 21, 23, 24, 26, 38, 30.
Janvier : 2,7,10,14,17, 20, 24, 27; 30.
Février : 3, 6, 10, 13, 20, 26.
Mars : 2.

Le 20 mai aucune récidive ne s'était manifestée. La cicatrice se présente sous la forme d'une ligne légèrement rose d'un centimètre de long, non adhérente aux tissus sous- jacents.

Depuis, nous n'avons pu revoir la malade, celle-ci faisant un séjour au bord de la mer.

Des petits ganglions nombreux de voisinage sont restés sans se modifier tant que la suppuration a duré, puis ont disparu avec elle et actuellement on n'en trouve pas.

OBSERVATION III. — E. Adénite suppurée de la partie moyenne de la région sterno-mastoïdienne, gauche 3 centimètres sur deux.

RADIO. 4 H le 22 mai.

ELECT. (Chlorure de zinc). 5 minutes, 5 M. A)

Mai : 25.
Juin : 5, 12, 15, 19, 22.

Actuellement, après une seule séance de radiothérapie, le 22 juin, le malade est très amélioré. L'induration tout autour de la lésion, est réduite de moitié ; à peine comme un franc.

OBSERVATION IV. — B. Adénite suppurée de l'angle du

maxillaire gauche. 2 centimètres sur 1 centimètres.

RADIO. : 3 H le 15 mai.

ELECT : (Chlorure de zinc). (5 minutes ; 5 M. A.)

Mai : 16, 19, 23, 26.

Juin : 5, 11, 16, 24.

Le 27 Juin, très améliorée. On remarquera qu'il n'y a encore eu qu'une séance de radiothérapie.

OBSERVATION V. — D. Adénite cervicale gauche. Suppuration depuis mai 1907.

RADIO : 4H, les 29 avril et 21 mai.

ELECT : (Chlorure de zinc). (5 minutes ; 5 M. A.)

Mai : 4, 7, 11, 14, 25.

Juin : 5, 11, 15, 22, 25.

Est très améliorée.

La suppuration avait notablement diminué le 11 mai.

Depuis le 5 juin elle est tout à fait tarie.

Chez cette malade l'état général s'est amélioré parallèlement à l'état local. Elle dort très bien, est moins agitée et les digestions sont meilleures.

OBSERVATION VI. — Adénite cervicale gauche (suppurée), 2 centimètres 1/2 sur 1 centimètre .

RADIO : 5H le 16 mars.

ELECT : (Chlorure de zinc) (S M.A, 5 minutes).

Mars : 23, 26, 30.

Avril : 6, 10, 13, 16, 21, 24, 28.

Mai : 1, 4, 8, 15, 18, 22, 25.

Juin : 15, 20.

Très améliorée.

On remarquera que toutes ces adénopathies ouvertes sont arrivées à la guérison, ou ont été très améliorées en un temps court, deux mois environ ont suffi à obtenir ce résultat. Le nombre des séances de radiothérapie a été de une à quatre et le nombre des applications d'électrolyse de six à vingt-trois. En quatre à six séances les ulcérations sont très améliorées.

Il est arrivé ici que les applications d'ionisation ont été faites plus fréquemment que nous le désirions et qu'on n'a pas demandé à la radiothérapie tout ce qu'on n'en pouvait attendre. Il sera nécessaire dans l'avenir de réitérer un peu plus l'action de la radiothérapie. On abrègera ainsi d'autant, la durée totale de la maladie.

B. — TRAITEMENT MIXTE DANS LES LÉSIONS NON ULCÉREUSES.

1° LUPUS TUBERCULEUX NON EXEDENS.

Le traitement mixte a été réservé à des *lupus plans*, variété non exedens, parce que cette forme est de toutes la plus rebelle et parce qu'elle résiste pour ainsi dire indéfiniment à presque tous les traitements. Les résultats obtenus par combinaison de traitement font espérer dans ces formes des succès plus rapides.

Comme nous le disions plus haut, on peut faire d'abord subir au lupus, soit la scarification, soit le grattage chirurgical, on rentre ainsi dans le cas de lésions ulcérées et l'ionisation se fait en appliquant des tampons imbibés de solutions modificatrices.

D'autres fois, la modification est demandée à la combinaison de la radiothérapie et de l'électrolyse. Dans ce cas, les lésions sont soumises à l'acupuncture électrolytique. On peut encore combiner les scarifications, l'électrolyse et la radiothérapie dans le traitement du même cas, c'est le procédé qui est quelquefois utilisé dans le service.

OBSERVATION VII. — L. *Lupus vulgaire* ou exedens du visage *et de l'épaule*. L'électrolyse ne fut appliquée qu'aux plaques de l'épaule *après scarifications*. Ces plaques étaient du type lupus plan non exedens à nodules disséminés. *L'amélioration fut rapide* et *la plaque de l'épaule guérit*. La cicatrisation se maintient actuellement. La plaque avait 7 à 8 centimètres de diamètre, elle fut traitée par fractions séparées. Chaque fraction subit 3 à 6 séances. Le lupus de la joue qui avait été auparavant soumis à la photothérapie fut laissé à ce traitement.

21 Séances. Sulfate de cuivre. 9 Séances de scarifications.

OBSERVATION VIII. — L. *Nodule lupique non ulcéré de la pointe du nez* accompagnant une *tuberculose intranasale.* Le nodule a été *guéri* par des méthodes combinées. Sept séances d'ionisation après scarifications n'avaient amené que l'amélioration. L'état paraissant stationnaire, il fut procédé à quelques séances d'électrolyse avec aiguilles cuivre ou zinc qui améliorèrent ; le lupus résistant encore on fit une séance de radiothérapie, nouvelle amélioration, puis arrêt du progrès. Après deux nouvelles séances d'électrolyse avec aiguille de cuivre le nodule a disparu. L'apparence esthétique est parfaite.

OBSERVATION IX. — L. Lupus plan non exedens de la région sus-hyoïdienne de la grandeur d'une pièce de cinq francs. Ce lupus fut d'abord très rapidement amélioré par l'ionisation mais des nodules de la bordure et quelques points du centre ayant résisté il fut *guéri* par grattage énergique.

19 Séances dont 13 après scarifications.

D'après la marche ordinaire de ces régions, nous pouvons affirmer que la scarification seule eut été impuissante ; combinée à l'ionisation, elle eut rapidement raison de la plus grande partie des nodules. Dès que les progrès parurent arrêtés, le grattage termina l'action thérapeutique.

OBSERVATION X. — G. Lupus vulgaire de l'oreille amélioré par scarification, guérie par l'électrolyse après scarification.

La malade reste en observation.

24 Séances après scarification. So^4 Cu.

OBSERVATION XI. — Lupus vulgaire à nodules ulcérés et non ulcérés.

V... La malade est venue dans le service avec des ulcérations des joues, du nez et de la lèvre supérieure. Son lupus remonte à vingt ans et a été traité par toutes les méthodes anciennes : emplâtres ,cautérisations ignées, scarifications. Au moment où nous mettons le malade en traitement, quelques séances de radiothérapie l'améliorent notablement, puis le progrès se faisant attendre nous la soumettons à la scarification suivie d'électrolyse. Rapidement un nouveau progrès se manifeste par la disparition de la plus grande partie des nodules, il en persiste cependant deux qui récidivent ou plutot ne cèdent pas.

28 Séances de radiothérapie du mois d'août 1906 au mois de mars 1907 ; en janvier 1908 traitement mixte.

RADIOTHÉRAPIE.

2H les

21 janvier.
8, 24 février.
9, 26 mars.

ELECTROLYSE (Aig. de zinc. 1 M.A. 5 secondes):
10 à 15 piq. sur la joue gauche.
5 à 10 piq. sur la joue droite les :

21, 31 janvier.
11, 28 février.
13, 30 mars.
27 avril.
6, 13, 25 mai.
10, 17 juin.

On remarquera le nombre des séances de radiothérapie qui ont été nécessaires pour produire l'amélioration. C'est là un fait général et on ne peut que dans un petit nombre de cas obtenir la guérison définitive du lupus par radiothérapie. Comme ce traitement n'est pas sans inconvénient, on comprend l'intérêt que peut offrir le traitement mixte qui n'a jamais eu le moindre inconvénient.

OBSERVATION XII. — B. Lupus à nodules confluents de l'oreille gauche traité par diverses méthodes : scarifications, radiothérapie, électrolyse.

L'électrolyse a été employée à des époques éloignées de tout traitement radiothérapique mais en même temps que la scarification et alors que celle-ci paraissait agir moins activement. Chaque courte série d'application a été suivie d'amélioration très nette, mais les séries d'électrolyse ont été trop courtes.

10 juillet au 6 novembre 14 séances après scarification. Cuivre (1906).

8 août 1907 : 3 séances ; 7 septembre 1907 : 2 séances.

OBSERVATION XIII. — L. Lupus du nez 16 séances (10 juillet, 27 septembre 1906).

Scarifications. quinine. Haute fréquence.

OBSERVATION XIV. — M. Lupus plan non exedens de l'angle gauche du maxillaire, longuement traité à Broca par radiothérapie. Le lupus très amélioré a été amené à guérison par quelques séances d'électrolyse qui n'a été ici qu'un traitement adjuvant. La malade est encore en observation, mais paraît guérie.

7 séances dont 3 après scarification $ZnCl^2$

OBSERVATION XV. — L. 52 ans. Lupus vulgaire non exedens des deux joues.

RADIOTHÉRAPIE. 3H les 4 mars et 7 avril.

Electrolyse aig. de zinc 1 M.A. 5 secondes:

10 à 15 piq. les 9, 23 mars.
1, 15, 23, 28, avril.
11 mai.

Le 18 mai le malade est déclaré en état de guérison apparente. Jusqu'à présent nous n'avons pas eu à constater de récidive.

OBSERVATION XVI. — C. 38 ans. Cocher. Lupus vulgaire de l'angle interne de l'œil droit.

RADIOTHÉRAPIE : 4H le 27 mai, 3H le 15 mai.

Electrolyse (aig. de zinc I.M.A: 5 secondes) : 10 à 20 piq:

les 1, 15, 22, 28, avril.
6, 18, 25, mai.
5, 12, 18, juin.

Le malade est très sensiblement amélioré nous n'avons fait

en juin que de 5 à 8 piq. tandis qu'au début le nombre des piq. était de 20 à 29 chaque séance.

OBSERVATION XVII. — M. Lupus vulgaire de l'oreille gauche, datant de l'âge de 20 ans, la malade en a 56. Infiltration totale du pavillon dans ses deux tiers inférieurs. Perte de substance de la plus grande partie du lobule réduit à un moignon. Envahissement du sillon rétro-auriculaire. Dans ce lupus plan non exedens à lésions torpides, la radiothérapie fut d'abord employée seule puis combinée avec l'ionisation par des aiguilles d'aluminium. La malade habitant la Normandie et ne pouvant vivre aisément à Paris ni y séjourner la technique d'ordinaire fut modifiée de la façon suivante : la radiothérapie (4H) et l'électrolyse furent faites dans la même séance. Cette malade qui est au traitement mixte depuis le 27 novembre 1907 est actuellement presque complètement guérie, il est très difficile d'apercevoir des nodules dans la cicatrice.

OBSERVATION XVIII. — C. 69 ans. Lupus vulgaire de la face.

RADIOTHÉRAPIE : 3H, le 4 février. 2H les 18 février et 5 mars

ELECTROLYSE. (aig. de zinc). 21 février 15. piq: 1 M: A: 5 secondes.

9 Mars 13 piq.

27 mars 20 piq.

La malade est depuis fin mai considérée en état de guérison apparente. Le 25 juin on n'avait pas encore à enregistrer de récidive.

OBSERVATION XIX. — F. 34 ans. Lupus plan érythémateux de la partie supérieure de l'aile du nez du côté droit. Début il y a quatre ans par une petite rougeur a la partie supérieure du sillon naso-génien droit qui a grandit petit à petit gagnant le nez et dépassant même la partie médiane, et d'autre part s'étendant sous l'œil droit d'environ 1 centimètre.

RADIOTHÉRAPIE : 2H les 18 février et 11 mars.
3H les 15 avril et 7 mai.

ELECTROLYSE : (Aig. de zinc 1.M.A. 5 secondes): de 45 à 60 piq. les 21 février, 13 mars, 18 avril et 8 mai.

Guérison apparente. Est en observation.

OBSERVATION XX. — M. 32 ans. Lupus non exedens: Début il y a 7 ans ; actuellement la lésion située sur la joue droite à la hauteur et près de la partie moyenne de l'oreille a l'étendue d'une pièce de un franc.

RADIOTHÉRAPIE : 3H les 20 février et 4 mai.

ELECTROLYSE : (Aig. de zinc. 1.M.A: 5 secondes) 10 à 12 piq. les février : 24.

Mars : 9, 16, 23, 30.
Avril : 13, 23.
Mai : 8, 16, 27.

Très améliorée, la lésion a, comme étendue, diminué de moitié.

OBSERVATION XXI. — G. 35 ans. Femme de ménage. Lupus plan non exedens à nodules confluents, de la joue gauche, occupant la branche montante du maxillaire, commençant à un travers de doigt du lobe de l'oreille. La lésion s'étendait davantage dans le sens vertical que dans le sens horizontal (6 centimètres sur 2 centimètres 1/2.) Le début remonte en 1905.

RADIOTHÉRAPIE : 3H les :

Janvier. 11, 27.
Février. 20.
Mars. 5.
Avril. 19.
Mai. 13.

ELECTROLYSE : (Aig. de zinc. 1. M. A: 5 secondes, jusqu'à cent piq. les :

Janvier : 11, 30.
Février. 24.
Mars. 9, 23, 30.
Avril. 15, 30.
Mai. 16, 25.
Juin. 10, 16.

La malade est très améliorée, la lésion est réduite des 2/3 et la guérison s'opère de la périphérie au centre.

Un fait très intéressant touchant cette malade est à signaler. Les auteurs admettent que chez les parturientes le lupus vulgaire est rebelle à tout traitement et s'aggrave pendant la grossesse ; notre malade arrive au terme d'une grossesse et n'a cessé de s'améliorer progressivement.

La conclusion qui se dégage des observations du service est que le lupus plan non exedens qui se montre souvent rebelle aux actions les plus énergiques, ou qui n'est que lentement modifié par elles, se transforme rapidement sous l'action de la radiothérapie combinée à l'électrolyse, alors que chacune de ces méthodes employée isolément ne produit qu'une amélioration lente, souvent passagère.

Il se dégage, en outre, des faits cliniques observés, qu'il y a avantage à traiter chaque lupus différemment, mais qu'on peut schématiquement distinguer au point de vue thérapeutique et d'après l'étendue du mal, deux variétés de lupus : 1° l'un dans lequel l'étendue très considérable des surfaces couvertes commande l'action chirurgicale primitive avec pansements appropriés, avec ou sans ionisation immédiate, suivant l'opportunité ; 2° l'autre dans lequel le siège du mal, sa profondeur considérable, son peu d'extension en surface, justifient l'emploi de la radiothérapie et de l'ionisation consécutive : tels les lupus de l'oreille, du nez, des lèvres, certains lupus profonds des joues, les lupus de médiocre étendue du visage ou des membres.

Quant au choix du moyen à utiliser pour ioniser, il est variable avec la forme et la profondeur de lupus tantôt l'électrode, tantôt l'aiguille doivent être employées.

Lupus érythémateux.

OBSERVATION XXII.— Lupus érythémateux fixe, variété très profonde à tendances destructrices.

C. Malade nettement tuberculeuse très impressionnable. Mauvais état général. Localement lupus érythémateux fixe forme congestive et atrophiante. La malade améliorée, par l'électrolyse a dû interrompre son traitement parce que son état général paraissait s'aggraver, peut-être sous l'influence de l'ionisation réitérée. 13 séances.

OBSERVATION XXIII .— C. Améliorée mais pas guérie 61 séances. 20 minutes. Deux à quinze milliampères.

OBSERVATION XXIV. — B. Lupus érythémateux très étendu occupant symétriquement les deux joues en avant des oreilles et le long du maxillaire jusqu'au menton. Ce lupus de forme fixe, crétacée et atrophiante était, au centre, largement cicatrisée quand il fut mis en traitement. Il est aujourd'hui très amélioré, mais non guéri. La bordure a résisté succesivement à la radiothérapie, à la haute fréquence, à l'ionisation ; c'est toutefois l'ionisation et la haute fréquence employées par séries alternatives qui ont amené les plus grands progrès, la radiothérapie est restée presque sans effet. Actuellement il est soigné par le radium, d'ailleurs sans succès.

41 Séances de janvier à août 1907.

15 minutes ; 10 à 15 milliampères.

OBSERVATION XXV .— P. 29 ans caissière. Lupus érythémateux. Cinq plaques isolées ; frontale droite, frontale gauche, racine du nez, extrémité du nez et un point sur la joue droite près du sillon naso-génien. La lésion la plus étendue est celle située au front du côté droit, de l'étendue d'une pièce de 50 centimes.

Radiothérapie : 3H les 28 février et 5 mars.

Electrolyse : (Aig. de zinc 1M.A 5 secondes).

30 à 40 piq. les 4, 11, 16, 20, 2 7.mars.

3, 14, 29 avril .

Le 25 mai 1 seule piq. sur joue droite.

Le 10 juin 7 sur la frontale droite.

Le 10 juin 1 à la pointe du nez.

Le 24 juin une à la pointe du nez .

Le 24 juin les plaques frontales gauche, partie supérieure du nez et joue droite sont considérées en guérison apparente n'ayant depuis un mois révélé aucune récidive.

OBSERVATION XXVI. — H. 41 ans garde-pêche. Lupus érythémateux. Deux plaques.

Sur la joue droite début dans la première quinzaine du mois de janvier 1908. Son étendue était celle d'une pièce de deux francs avec une partie cicatricielle au centre limitant trois petites plaques de lupus.

Sur la joue gauche, un point gros comme une lentille à un travers de doigt de la partie moyenne de l'oreille. Début au commencement de mars.

RADIOTHÉRAPIE : 2H les 28 mars, 13 avril, 14 mai, sur les deux joues. Le 10 juin, 2H uniquement sur la moitié inférieure de la lésion de la joue droite.

ELECTROLYSE : (Aig. de zinc. 1M.A 5 secondes). Vingt piq. à droite et cinq à gauche les

3, 17, 24, avril.

Le 8 mai, 16 piq. à droite.

Le 27 mai 5 piq. à la partie inf. à droite.

A gauche la lésion a entièrement disparu.

A droite il n'y a plus que la partie inférieure qui est douteuse.

OBSERVATION XXVII. — B. 40 ans, mécanicien. Lupus érythémateux fixe du côté gauche. Deux plaques (préauriculaire et pommette) séparées par une bordure relativement saine d'un centimètre .

RADIOTHÉRAPIE : Depuis le 9 janvier 6 séances de 2H.

ELECTROLYSE : (aig. de zinc) 40 à 70 piq. sur chaque les :

Janvier : 17.

Février : 4, 20, 26.

Mars : 6, 13, 16, 27.

Avril : 2, 13, 23.
Mai : 2, 11.

Aucune amélioration.

Les séances de radiothérapie ont été suspendues le 13 mars, le malade ayant toujours quelques temps après sa séance une légère réaction avec vives démangeaisons.

Depuis le 11 mai nous avions cessé tout traitement mais nous allons recommencer car la plaque de la pommette a gagné sous l'œil d'environ 1 centimètre.

Dans ce cas il est à noter que nous n'avons eu aucune amélioration proprement dite, c'est-à-dire aucune régression du mal. Mais, fait important, nous avons eu continuellement un état stationnaire de l'affection, alors qu'avant ce traitement combiné le mal progressait toujours, et que pour un repos d'un mois et demi que nous venons de lui donner, nous avons pour une plaque une extension de plus d'un centimètre.

Les observations de lupus érythémateux qui précèdent prouvent nettement que la méthode mixte ellemême, n'est pas toujours capable d'améliorer cette affection. A s'en tenir à ces constatations, on serait tenté de refuser au malade l'essai de cette thérapeutique vaine. En réalité, le lupus érythémateux étant dans ses formes fixes remarquablement rebelle, il y a intérêt à ne pas négliger de lui appliquer l'essai de la combinaison des deux traitements. Il faut seulement remarquer que cette méthode est encore loin d'être complètement au point et il est probable qu'elle subira des améliorations qui en accroîtront la portée.

Quant à présent nous ne ferons fonds que des améliorations très notables qu'elle a provoquées chez des malades qui avaient été traités sans succès par nombre d'autres méthodes.

TROUBLES TROPHIQUES. — SCLÉRODERMIE ET MORPHÉE

OBSERVATION XXVIII. — A. Sclerodermie en bande de la face interne et supérieure de l'avant-bras droit, 4 centimètres sur 3.

RADIOTHÉRAPIE : 2H le 8 avril ; 3H.

ELECTROLYSE (Aig. de zinc. 1M.A 5 secondes) 50 à 80 piq-
les : 14, 23 avril.
2, 16 mai.
5, 11, 18 juin.

Au début la lésion offrait une telle résistance à l'introduction des aiguilles que celles-ci se cassaient. Les piq. étaient totalement exsangues et non douloureuses. Dès la troisième séance (2 mai), on note plus de sensibilité et pour quelques piq. une goutelette de sang. Le 18 juin la dureté de la lésion n'était plus comparable ; les aiguilles étaient introduites sans trop de résistance. Toutes les piq. étaient douloureuses et avec hémorragie.

L'amélioration obtenue dans ce cas, est d'autant plus remarquable, qu'il s'agit d'une sclérodermie pour laquelle nous pensions ne plus rien pouvoir et que nous nous disposions à abandonner à de plus heureuses mains. L'influence de la haute fréquence sous toutes ses formes avait échoué, la galvanisation à faible ou forte intensité avait été nulle, la radiothérapie légère paraissait augmenter la sclérose des plaques, les injections de fibrolysine étaient restées inactives. En résumé, malgré la persévérance apportée à ces traitements, la sclérodermie était indifférente. Quelques séances mixtes l'ont notablement améliorée, le résultat est très incomplet, mais donne beaucoup d'espérances.

OBSERVATION XXIX. — H. Morphée. (Région mastoïdienne gauche : 4 centimètres dans le sens vertical. 2 centimètres dans le sens horizontal.

Traitement.

Haute fréquence (manchon) 16 applications (Nov. 1907)

Ionisation. (Salicylate de soude à 10 $^0/_0$) 3 à 5 M.A. les :

Novembre : 25, 27, 29, 30.

Décembre : 3, 6, 9, 12, 21, 27.

Puis traitement mixte :

RADIOTHÉRAPIE : 2H les : 11 janvier 5 février, 2 et 30 mars.

ELECTROLYSE : (aig. de zinc. 1.MA. 3 à 4-secondes) 50 à 90 piq. les :

11 janvier.
7 février.
6 mars.
3 avril.

Cette malade qui est guérie depuis le mois d'avril n'a commencé à s'améliorer au mois de février, qu'avec le traitement mixte radio-ionisation.

CHÉLOÏDE

OBSERVATION XXX. — F. 21 ans femme de chambre. Chéloïde sous le menton, suite de brûlure à l'essence minérale. Quatre centimètres de longueur sur un de largeur. Le grand axe est dans le plan transversal.

RADIOTHÉRAPIE : 3H les 30 mars et 29 avril.

ELECTROLYSE (aig. de zinc. 1M.A 5 secondes.) A chaque séances 30 à 40 piq.

Avril : 3, 13, 23.
Mai : 2, 13, 25.
Juin : 5, 18.

Le 18 juin la chéloïde est très affaissée. La malade est très améliorée. Elle prétend ne plus ressentir certains tiraillements qui existaient au pourtour de la cicatrice.

La résistance ordinaire des chéloïdes à la thérapeutique rend cette observation intéressante à plusieurs titres. Le résultat de grande amélioration a été rapidement obtenu. L'effet esthétique a été excellent: Le traitement est remarquablement aisé et plus supportable que les traitements anciens.

CONCLUSIONS

La conclusion de ce travail est la synthèse des observations faites dans le service de M. le Docteur Brocq, par M. le Docteur Lenglet, de 1902 à 1908, sur la thérapeutique ionique en dermatologie. Nous y avons apporté la contribution de notre besogne personnelle pendant l'année 1907-1908.

L'ionisation a suscité trop d'espérances, elle a eu trop de prôneurs pour ne provoquer bientôt que le scepticisme et pour retomber trop tôt dans l'oubli. Elle ne méritait « ni cet excès d'honneur, ni cette indignité ».

La consécration des faits lui manquera sans doute toujours, si, on attend qu'elle se manifeste comme la panacée de certains maux ; ou si on établit sa valeur, habitude trop commune, sur le moindre fait qui paraît en sa faveur, sans se soucier de l'insuccès qui suivra bientôt.

Nous ne devrions pas publier encore, si la modération même des conclusions ne levait quelques-uns des scrupules que trahissent les réflexions précédentes.

A. **L'IONISATION SEULE** ne guérit qu'un petit nombre de malades :

1° *Presque toujours elle guérit* : le sycosis, les follicullites.

2° *Dans un assez grand nombre de cas, elle guérit* les verrues vulgaires, l'acné avec ou sans télangiectasies, les infections secondaires de l'eczéma ou des dermatoses suintantes, les ulcérations tuberculeuses, certaines plaies septiques, et dans un ordre différent, quelques troubles trophiques et la pelade.

3° *Parfois elle modifie, sans les guérir, ces mêmes* dermatoses.

4° *Elle améliore* certains lupus vulgaires et certains lupus érythémateux.

B. **L'IONISATION ASSOCIÉE** à d'autres méthodes : scarifications, caustiques physiques, radiothérapie, haute fréquence augmente beaucoup la puissance de ces méthodes quand on l'emploie simultanément ou alternativement.

Ainsi combinée, elle est particulièrement précieuse dans le traitement des adénites tuberculeuses ouvertes, du lupus vulgaire et du lupus érythémateux, des chéloïdes, des angiomes et de certaines trophonévroses.

BIBLIOGRAPHIE

1816

1 PORRET. — Exp. galv. curieuses. (*Ann. de chimie et de phys.*, page 137).

1825

2 WESTRUMB. — Physiolog. Unters. ueb. Einsang. d. Venen.

1833

3. FABRÉ-PALAPRAT. — (*Archives génér. de médecine*, Paris).

1834

4. BECQUEREL (A. C.). — *Traité de l'électricité et du magnétisme.*

1847

5. KLENKE. — (Zeitschrift Wiener Aertze).

1853

6. HASSEINSTEIN. — (Chemisch electrische Heilmethode). Leipzig.

1857

7. BECQUEREL (Alf.). — *Traité des applications de l'electr. à la thérap. méd. et chir.*

1858

8. GAVARRET. — *Traité d'électricité.*

1859

9. RICHARDSON. — (*Medical Times and gazette*).

1860

10. DUBOIS-REYMOND. — Zur Theorie des aus. secund. Widers (*Monats. d. Berl. Akad.*, page 883).

1861

11. OUINCKE. — Ueber die Fortfüch. mat. Theil, d. str. Electr. Poggend (*Ann. Phys. Chemie*, tome CXIII).

12. TRIPIER. — *Manuel d'électrothérapie.*

1863

13. VILLEMIN. — *Archives de médecine.*

1864

14. KUHNE. — Ueber das Porret'sche Phänomen am Muskel. Reich., (*Arch. Phys. Abth.*)

15. VILLEMIN. — *Archives de médecine.*

16. NÉLATON. — Note sur la destruction des tumeurs par la méthode électrolytique (*Comptes Rendus de l'Académie des Sciences*).

1868

17. GUBLER. — Société de Biologie.

18. RABUTEAU. — id.

1869

19. GUBLER. — Société de Biologie.

20. RABUTEAU. — id.

1870

21. BRUNS. — (Galvano-Chirurgie, Tübingen).

22. BRUCKNER (A.). — Ueber die Einführung des Iodes vermitelt. electriche Strœme (*Berliner Klinich. Wochenschrift*).

23. FIEBER. — Neue Vers. ueber die Ioddurchleitung mittelst. d. galvanisches Stromes (*Wien. allg. Zeit.*, n°s 21-25).

24. GUBLER. — Société de Biologie.

25. RABUTEAU. — id.

1871

26. BEER. — Electrolytische Ioddurchleitung (Schmidts Jahrbücher, p. 200).

27. GROH. — Electrolyse in der Chirurgie (Central-Blatt. f. med. Wis.,)

28. GUBLER. — Société de Biologie.

29. RABUTEAU. — id.

1872

30. ONIMUS et LEGROS. — Electricité médicale.

1873

31. MUNK. — Ueber die galvanische Einführung differenter Flüssigkeiten in den uswersehrtenlebenden Organismus (*Von Reichert und du Bois-Raymonds Arch.*).

32. CARTER (W.). Traitement des naevi materni par l'électrolyse.

33. EUGEL. — (Extraction des métaux du corps humain au moyen de l'électrolyse) Thèse de Nancy.

1875

34. KNOTT. —Quelques cas de nœvi. guéris par l'électrolyse. (*Lancet*, 20 mars, p. 401).

1876

35. ALTHANS. — Applications pratiques de l'électricité.

36. BOISSEAU DU ROCHER. — Tub. gangl. guérie par le brôme et ses dérivés, obtenus par voie d'électrol., (*Sociétés savantes*, dec.).

1881

37. RENÉ. — Traitement des tumeurs érectiles des paupières et de la conjonctive par l'électrolyse positive (*Gaz. des hôp.*, Paris, 1880-1885).

1884

38. BARDET. — *Traité d'électricité medicale.*

39. ERB (D'Heidelberg). — *Traité d'électrothérapie* (traduc. Rueff).

1885

40. BARDET. — Recherches sur l'électrolyse et le transfert des médicaments à travers l'organisme par le courant électrique (*Bull. gen. de thérapeut.*).

41. BRONDEL. — Dielectrolyse (*Gaz. des Hôpitaux.*, 24 sep., et *Bull. gen. de thérapeut.*, p. 521).

42. DUJARDIN-BEAUMETZ. — Dielectrolyse. Expér. négatives (*Gaz. des Hôpit.*, 1er oct.).

43. LAURET. — De l'introduction des substances médicamenteuses à travers la peau saine par l'influence de l'électricité (Thèse de Montpellier).

1886

44. COMING. — *New-York medical journal.*

45. WAGNER (J.). — Eine methode Hautanesthesie durch Kocain zu erzeugen (Wiener medicinische Blatter, n° 6).

46. HERZOG. — (*Münchener med. Wochenschrift*, t. XXIII, n° 13 p. 122).

47. LOMBROSO. — Sulla Cataphoresi elettrica (*Riforma medica*).

48. PASCHKIS. — Ueber d. d. Chlorof. auf Kataph. Wege. *Neur. Central Blatt*, n° 18.

49. PELTZER. — Vergleich. Unters, u. d. electr. Zweizel. Bad. (*Therap. Mon.*).

1887

50. ADAMKIEWICZ. — *Neurologische central blatt. Paschkis und Wagner*).

51. LOMBROSO ET MATEINI. — (*Riforma medica*, novembre ; et *Neurolog. Centrablatt*).

52. ADAMKIEWICZ. — (*Deutsche medicinische Wochenschrift*).

1888

53. HOFFMAN. — (*Neurologische Centralblatt*).

54. BOCCOLARI et MANZIERI. — Nuove experienze di cataphoresi therapeutiche (*Rivista clinica*).

55. GRAUPNER. — Electrolyse und Katalyse (Breslau).

1889

56. GAREL (de Lyon). — (*Province médicale*).

57. GARTNER UND S. EHRMANN. — (*Wiener Klinische Wochenschrift*).

58. GAGNEY (de Londres). — (*Harveian Society*, 7 nov.).

59. EHRMANN. — (*Wiener méd. Wochenschrift*, novembre).

60. LAFAYE. — Etude expérimentale du mode d'action de l'electrolyse dans le traitement des tumeurs érectiles (Thèse de Bordeaux, 89).

61. SEIGNEUR. — Du traitement des tumeurs érectiles pour l'électrolyse (*Gaz. méd.*, Paris).

62. PETERSON (Frédéric). — (*New-York med. journ.*). Electric cataphorésis as a therapeutic measure.

1890

63. EDISON. — Application of electrical endosmose to the treatment of gouty concretion (Congrès de Berlin, août).

64. EHRMANN. — Ueber einen Versuch zu dem. Velch. weg gel. Stoffe beim Eind. d'electr. Kataphoresi nehmen. *W. med. Wochens.*

65. FOVEAU de COURMELLES. (Communication à l'Institut., 24 nov., 18 janvier 1891).

66. LARAT. — L'électrolyse dans la cure des tumeurs érectiles et des nœvi materni (*Journ. des mal. cut. et syphil.* Paris, 1890).

67. PEROCHAUD et de LARABRIE. — Angiome volumineux de la face chez un enfant en bas âge ; traitement par l'électropuncture (*Gaz. méd. de Nantes*, 1890).

68. VIVERORN. Pflügers Archiv. tome LXII.

1891

69. HARRIS and NEROMANN-LAWRENCE. — (*Revue intern. Electroth.*).

70. KRONFELD. — Ueber electrische Sublimas Bader (*Wiener med. Wochenschrift*).

71. IMBERT de la TOUCHE. — Traitement de la goutte par la cataphorèse (*R. intern. d'électroth.*).

72. OSTWALD. — Electrisch Eingens. halbd. Scheib. (*Zeits f. phys. chemie*).

73. MORTON. — New-York med. journ., et communication à l'A. F. A. S., Congrès de Marseille, 20e section, 7 nov.).

1892

74. AUBERT. — L'électricité et l'absorption cutanée (*Lyon médical*, A. III, 4, 11, 18 sept.).

75. BERGONIÉ. — De la méthode bipolaire de l'électrolyse des angiomes (*Bull. de l'A. F.* pour A. S. session de Pau). — (*Semaine médicale*, 1892).

76. KONNER. — Electrische Ströme chemische Flüssi Keiten und gelöste Arzneikorper durch thierische Membranen und gewebe transportiren (*Therap. monatshefte*).

1893

77. GARTNER (G.). — *Wiener Klinische Wochenschrift.*

78. LABATUT. — Transport des ions dans les tissus organisés (*Dauphiné médical*).

79. LEDUC (S.). — Action thérapeutique des courants continus (*Gaz. med. de Nantes*).

1894

80. D'ARSONVAL. — La mort dans les tissus, due à l'électrol. (*Bull. de la société de biol.* tome XI).

81. DESTOT (E.). — De la cataphorèse électrique, des applications thérapeutiques. (*Congrès de méd. de Lyon* et *Lyon médical* N° 380).

82. HUNTER et GUIRE (M.). — Traitement cataphorétique du goître et de l'orchite chronique par l'iode. (*Revue intern. d'electrolyse.*)

1895

83. LAVY. — De l'introduction diadermique des médicaments sous tension électrique. (Thèse de Lyon 21 juin.).

84. LABATUT (de Grenoble). — Transport des ions dans les tissus organisés. (*Arch. d'Electricité méd.*).

85. LABATUT, JOURDANET et PORTE. —Traitement des manifestations articulaires de la goutte et du rhumatisme par introduction électrolytique du lithium. (*Gaz. des hôpitaux* ; *arch. d'Electr. méd.*, 15 févr.)

86. HUSSON. — De l'absorption de l'acide salicylique par la peau, (1895-96).

87. PETERS (R A.). — On the treatment of angionata by electrolysis. (In. Vracht. St. Pétersb.)

88. SUDNIK. — *Arch. d'Electr. med.*

1896

89. MAX OKER-BLOM. — (*Arch. d'Elect. Méd.*). (Beil. Z. Fest. e phys. — Chem. Grund.

90. LE STRAT. — Sur l'absorption du salicylate de méthyle par voie cutanée et voie pulmonaire. (Thèse de Bordeaux, 96-97).

91. MARTIN (E.). — Traitement des angiomes par l'électrolyse (Revue méd. de la Suisse Romande, Genève, 96).

1897

92. BOISSEAU DU ROCHER — Trait. des maladies de l'uter. par l'onych. d'Ag. obtenu par l'électrolyse. (*Presse med.*, 6 févr).

93. BOISSEAU DU ROCHER. — Traitement du sycosis par l'électrolyse de l'argent.

94. CARMADY (G.). — Traitement de l'épithélioma par les cour. galv. (*The Virginia m. S.M.*, décembre).

95. KARFUNKEL. — Beitræge zur Kataphorese ein Gesammtüberblick ueber den gegenwartigen Stand der Frage (*Archiv. f. Dermatol. u. Syphil.*, 1897, t. XI, p. 13).

96. LEUILLIEUX (A.). (De Coulie Sarthe). — De l'introduction dans l'organisme d'ions à action thérapeutique. (Comptes rendus de l'A. F. A. S., congrès de St-Etienne.)

97. SCHEPPEGREL. — Traitement de la tub. laryngée par la cataph. interst. cuprique. (Med. record.).

98. WEIS (G.). — L'électrolyse des tissus vivants (arch. d'électr. med.).

1898

99. ADAM. — La cataphorèse (*Pacific. and médical journal* (San Francisco).

100. — BURCH. MANUEL. — Traitement de la conjonctivite granuleuse par l'électrolyse cuprique (Boletar del Colegio de médicos de la Provincia de Gerona ; janvier 1899).

101. BERNABEO. — La cura degli angiomi sottocutanei (In Rio. de chir. Napoli).

102. CHAUVET (de Royat). — Traitement du rhumatisme et de la goutte par les bains hydroélectriques. (*Arch. d'élect. méd.*).

103. FRITZ FRANKENHAUSER. Die Zeitung der Electricitæt ein lebeuden-gewebe (Berlin, Hirschwald).

104. SIMON FUBINI et PIERRE PIERINI (de Pise). — Sur la cataphorèse électrique. (*Arch. d'élec. med.).*

105. GILLES. — Absorption diadermique des médicaments notamment du fer au moyen de l'électrol. (*Archives d'électricité médicale*).

106. GRIESBACH. — Ueber Wesen u.Bedeutung der Kataphorèse (Deut. med. Wochens).

107. GUILLOZ. — Traitement de la goutte par la cataphorèse lithinée. (Thèse de Nancy, 1897-1898).

108. LACAILLE. — Trois cas douloureux de la face rebelles à tous traitements. Guérison par l'électrothérapie. (*Revue de cinésie et d'életrothérapie*, 20 juin 1899).

109. AUGUST. DI LUZENBERGE — L'elettrolisi nei residui morbosi delle fracture ossea, dei flemmoni et delle miositi e la cataforesi medicata nei processi gotossi (Napoli).

110. LEVISON. — Behandlung der Gicht (Kopenhagen). (Et Zeitschrift fur Electrothérapie, 1899.

111. MORTON. — La cataphorèse dans l'art dentaire. (*Revue intern. d'électroth.*, pp. 10-11).

112. MARCUS. — Anesthésie dentaire par l'iodhrydrate de cocaine en cataphorèse (*Med. moderne*, 21 mai.

113. MIKAILOVITCH. — Contribution à l'étude du traitement des ang. par l'électrolyse. (Thèse de Genève).

114. WINKLER.— Contribution à l'étude de l'osmose électrique.(*Archives d'électr. med.*).

1899

115. AUGÉ. — Des modifications récentes apportées à l'électrolyse des angiomes par l'électropuncture bipolaire (Thèse de Bordeaux).

116. AMERICAN ELECTROTHER ASSOC ATION. — Menorragie et son trait. par le courant galv. avec élect. d'arg. posit intra-utér.

117. BERLIN, KLIN. WOCHENS. n° 34. — Verlaüfige Mittheilung ueber ein neues Verfahren zu langdauernder Anwendung stark galvanischen Stroeme.

118. BUDINGEN. — Ueber Katalytische Wirkungen des galvanischen Stromes bei Circulation sperre (*Deuts med. wochens.*, t. XXV p. 423).

119. COHEN (A.). — Sur l'électrostenolyse (*Journ. de phys.* mai).

120. COPPEZ (H.). — Traitement de la conj. granul. par l'électrol. combinée au subl. et au jéquirity (Congrès Int. d'ophtalm., Utrech, 1899).

121. CROCKER et VERNET. — Keloïd treated by electrolysis (D. S. of L.) 11 oct. ; B. J. D. nov. p. 431).

122. DAGAIL. — Contrib. au trait. de l'ozène par l'électrol. metall. (Thèse de Paris).

123. DESCHAMPS (de Rennes). — Du danger de l'intervention électrol. dans les arthrites chez les tub. (Congrès de Boulogne).

124. FRANKENHAUSER. — Die Electrochemie als medicinische Wissenschaft (zeitschrift für Electroth).

125. FOVEAU. — Osmose et biélectrolyse (Congrès de l'A. F. A. S., Boulogne).

126. FERMOND. — De l'angiome l'orbite (Thèse de Bordeaux).

127. GROOSKOPF. — Un cas de polype naso-phar. traité et guéri par l'électrolyse (Thérap. monats, décembre.)

128. GUILLOZ. — Traitement électrique de la goutte (*Arch. d'électr. med.*).

129. GUILLOZ (T.). — Amel. spontanée d'un angiome volum. de l'avant-bras. Trait. par l'électrol, (Société de méd. de Nancy, 10 mai).

130. HEYDERHALL. — Ueber die electrische Lithion Behandlung (analyse in Zeitschrift für Electroth.

131. LASCHTCHENKO.— Zur Kenntniss der Zeitung electrischer Stroeme im Lebenden gewebe sowie Bemerkimgen ueber zeitungs Widerstand des menschlichen Kœrpers (*deuts. med. Wochens.*, p. 114).

132. MASSON. — Ueber Ionen geschwindigkeiten (Zeito f. physik. Chemie, t, XXIX).

133. MEISSNER. — Ueber Kataphorise und ihre Bedentung f. die Therapie (zeits. f. Electr, ; et archiv. f. Anat. u. Phys.).

134. MORTON. — Cataphorésis (New-York).

135. Dr PONT (A.). — De la cataphorèse en Art Dentaire (Thèse de Lyon).

136. SCHATKY.— Die Grundlagen der therapeutischen Wirkung d. Strômes (*Zeito f. Electroth.*, p. 24 ; et *Annales d'électrobiologie* : Bases de l'action thérapeutique du courant continu).

137. SCHALIT. — Electrol. bipolaire dans le trait de la conj. gran. (Thèse de Genève).

138. SCHALL. — Electrol. cuprique de l'ozène essentiel. (*Arch. d'él. med.*)

139. SELLIER et VERGER. — Applic. de l'électrol. bipolaire à l'exp. sur les centres nerveux (A. F. A, S. Congrès de Boulogne).

140. TROUTON, — Electrol. en dehors des électrodes. (*Science abstracts* décembre.)

141. VASTICAR. — La scarification électrol. dans la couperose de la face (*Annales de chir. et d'orthoped.* Juin.)

142. ZUNZ. — De l'ionisation en biologie (*Journal de biologie de Bruxelles ; annales d'Electrobiologie*).

1900

143. ALLAIRE (G). — Traitement du rhumatisme par la Cataphorèse salicylée (gaz. med. de Nantes. 7 Avril.)

144. ARRHÉNIUS. — Electrolyse et ionisation. Cong. intern. de phys.

145. BIRUKOFF. — Untersuchungen ueber Galvanotaxis (Pfügers. Arch. t. LXXVII, p. 555).

146. BETTON-MASSEY. — La valeur de la cataphorèse dans le trait. du cancer. (Congr. de New. York, sept.)

147. BORDIER. — Confirmation de la théorie du transport des ions à travers les tissus (A. F. A. S. Congrès de Paris).

148. ETIEVANT. — Résultats de l'électrol. cuprique dans le trait. de l'ozène (Lyon médical, 11 mars.)

149. FOVEAU. — Sur la biélectrolyse (congrès inter. de médecine.)

150. FRANKENHAUSER. — Ueber die chemischen Wirkungen des galvanischen Strômes auf die Haut und die ihre Bedeutung fièr die Electrothérapie (Zeitschrift für Electrothérapie.)

151. LEDUC (.S). — La théorie des ions en médecine. (Annales scientifiques et médicales, Paris 1900. Annales d'électrobiologie Mai. Avril 1901. gaz. méd. de Nantes, 1901.)

152. STÉPHANE LEDUC. — Introduction des substances médicamenteuses dans la profondeur des tissus par le courant électrique (1er congrès Internat. d'électrologie et de radiologie médic. Paris, 27 Juillet-1e Aout ; et Annales d'Electrobiologie septembre et octobre).

153 LAQUERRIÈRE. — Note synthetique sur le trait. des ang. par l'électr. (Congrès inter. d'élect. et de rad. med. Juillet).

154. NEWMAN (de New. York). — Empl. du cour. continu et électrol. (Cong. N. Y.)

155. PEARL. — Studies on electrotaxis (The ann. Journ. of. Phys. tome IV.)

156. — REDARD — Sur le trait. des ang. graves par l'électrol. (Congrès int. d'électr. et de rad. méd. Juillet.)

157. SALSE (C.). — L'électrol. comme auxill. pour l'extr. des corps métall. renf. dans nos tissus (Congrès inter. d'él. et de rad. med. Juillet.)

158. WEIL. — La théorie du transport des ions et le choix de l'électrode galv. intra-utér. (A. F. A. S. Cong. de Paris).

159. WHETAM. — Pouv. coagulant des électrolytes (Annales in journ. de Phys. février.)

160. SCARENZIO. — Keloide da cicatrice curato e guarito mediante l'acido pirogallico e la electrolisi. (*Feets-chrift Kaposi*, p. 89).

161. (Vertrag gehalten auf der Versammlung der balneologischer gesellschat zu Frankfurt.a. M.) Die pratische Verwerthung der electrochemischen Ercheinungen für die Balneotherapie.

162. VIDEBECK. — L'électrolyse dans les verrues. (*Hospitalstidende* 8 février).

1901

163. ANACLETO ROMANO. — Sur la valeur de la cataphorèse médicamenteuse dans l'hypertrophie thyroïdienne (analysé dans Arch. d'électr. méd. Gl'Incurabili. Napoli, Fas. 15, 16, 1901, pp. 471, 497).

164. ABREGO (Frédérico). Ulcère serpig. de la plante du pied guéri par l'électrol. et la galv. caut., (*Cronica méd. mexicana*, n° 10).

165. (Arch. d'électro. med., gazette médicale de Nantes). — L'électrochimie médicale. (Rapport au Congès de l'A. F. A. S. Ajaccio.

166. BALZER. — Sclérodermie chez une petite fille guérie par l'électrol. (*Soc. franç. de derm. et syph.*, 2 mai).

167. BORDIER (H.). — Sur le choix du métal à employer pour les électrodes. (*Arch. d'élect. méd.*).

168 BORDIER et GILET. — Electrol. des tissus animaux et des liq. de l'organe A.F.A.S.(Congrès Ajaccio).

169. BRANLY (Edouard). — Sur l'électrolyse des tissus animaux (*C. R. des séances de l'Acad. des Sciences*, n° 22, 3 juin 1901, p. 131).

170. DELHERM. — *Annales d'électrobiologie* (traitement du rhumatisme blennorrhagique).

171. FRANKENHAUSER. — Thérapeutique électrochimique (Deuts. méd. zeits., 3 juin 190 ; *Annales in Revue de thérapeutique*, 15 sept. 1901).

172. GALLAMAERTS. — Traitement des Kératites par l'électrol. (Soc. belge d'opht., novembre).

173. LEDUC. — *Bulletin de la Société française d'électroth. et Annales d'électrobiologie.* — Action des courants continus sur l'organisme vivant.

174. LEUILLIEUX (A.).— Introduction électrolytique du rubidium et de l'indium dans les tissus. Application au traitement de la goutte et du rhumatisme (Congrès d'Ajaccio, analysé in Arch. élec. méd).

175. SLETOFF et PASTNIKOFF (P.). — De l'électrol. dans le trait. des rétr. cicatr. de l'œsophage (Wratsch).

176. Sciences, arts, nature. — Introduction des médicaments par l'électricité.

177. WALSCH. — Destruction des poils par les r. Roentgen combinés à l'électrol. (*Lancet*, 2 nov.).

178. YONGE. — Traitem. de l'ozène par l'électrol. cuprique. (*Lancet*, 9 nov.).

1902

179. BETTON MASSEY. — Observ. ayant rapport au trait. du cancer par la cataph. (Congrès de l'american électro-therapeutic, association, sept.).

180. BORDIER et GILET. — Modification apportée par l'électrol. dans la résist. électr. des tissus organ. A. F. S. A. (Congrès de Montauban).

181. LEDUC. — (Congrès de l'A. F. A. S. Montauban, avril 1902). Action des courants continus sur les tissus scléreux et cicatriciels.

182. GONZALÈS, QUIJANO SAUCHEZ. — La théorie des ions en électricité médicale. (Thèse de Paris 15 mai).

183. Th. GUILLOZ (Nancy). — Sur l'électrolyse et la galvanocaustie. (2e Congrès Inter. d'Electrologie et de radiologie méd. Berne, sept. 1902 ; publié in. *Arch. d'électr. méd.*).

184. Th. GUILLOZ et WEISS. — De l'électrol. combinée à l ents. dans le traitem. des ang. (*Soc. de méd. de Nancy*, 12 mars).

185. LEUILLIEUX. — Emploi d'électr. liquides en clinique électrol. (A. F. A. S. Congr. de Montauban).

186. S. LEDUC. — Dosage des ions introduits par l'électrolyse. (*Annales d'électrobiologie*).

187. MASIP.— L'électrolyse cuprique dans l'ozène. (*Arch. d'électr. méd.*).

188. PAUSIER (P.). — Trans. électrol. du xanthelasma (*Arch. d'élec. méd.* juillet).

189. *Id.* — Les courants continus dans les iritis et les irido-choroïdites.

190. *Id.* — Traitem. électrol. du ptérygion. (*Arch. d'él. med. juillet*).

191. M.-M. F. WHEATLAND. — Diffusion de l'iode par le courant électrique. (American électrothérapeutic. Association, XIIe Congrès annuel).

1903

192. BERGONIÉ (J.) et C. ROQUES. — L'électrolyse des salicylates comme moyen de pénétration de l'ion salicylique en thérapeutique locale. (*Arch. d'el. med.*. 15 avril).

193. DELHERM. — Traitem. de l'arth. blenn. à la période aiguë infl. et fébrile par le cour. continu. (*Arch. d'el. med.*, février.

194. DUBOC. — Deux cas d'orchite chronique guérie par les courants continus. (Cong. d'Angers),

195. ENSCH. — Electrolyse et cataphorèse. (*Arch. d'él. med.*, 15 octobre, 15 nov.).

196. FOCKENBERGHE. — De l'introduction électrolytique de l'ion salicylique dans le traitement local des arthrites rhumatismales.(Thèse Bordeaux, 16 déc.).

197. FOERSTER et Erich MULLER. — Contribution à la théorie de l'électrolyse des solutions de chlorures alcalins. (Zeitschrift f. Electrochimie, T. IX., pp. 171 et 195, 26 février et 5 mars 1903. Analyse in *Archives d'eleec. méd.*, 15 juillet),

198. GUILLOZ (Th.). — Sur le traitement électrique de la maladie de Basedow (Introduction de l'ion iode), (*Archives d'élec. med.*).

199. GARROT. — Contrib. à l'étude des angiomes. Leur traitement par l'électrolyse. (Thèse de Bordeaux).

200. LEDUC (S.). — Effet de l'ion zinc. sur la pousse des poils. (Congrès de l'A. F. A. S. Angers. *Arch. d'elec. med.*).

201. LEDUC (S.). — Ion zinc et épithélioma du nez. (Congrès de l'A. F. A. S., Angers. *Arch. d'élec. med.*, p. 734).

202. LEDUC. — Bulletin de la Société française d'électrothérapie. Traitement électrique par l'hémiplégie.

203. LEDUC (S.) et BOUCHET. — Actions physiologiques de quelques ions et en particulier de l'ion adrenaline. (*Arch. d'él. méd.*, 15 nov.).

204. LAQUERRIÈRE. — Contre-indic. au trait. élect. du fibromyome ut. (*Arch. d'élec.méd.*, fév.).

205. LEUILLIEUX. — Introductions d'ions à actions thérap. dans cert. manif. art. et nerv. de la goutte et du rhum. (A. F. A. S. Congrès d'Angers).

206. MOITESSIER. — Infl. des sels de lithium sur la solub. de l'acide urique et des urates. (*Montpellier médical*, 11 oct.).

207. PERRIN (J.). — Examen des cond. qui déterm. le signe et la grandeur de l'osmose électr. et de l'électr. par contact. (*Acad. des sciences*, 8 juin.

208. PLOWMAN (A.-B.). — Végétation dans un sel ionisé. (*Phys. Zeits*, tome IV).

209. ROQUES (C.). — De l'introduction par cataphorèse de l'ion salicylique dans les articulations atteintes d'arthrite. (*Arch. d'élec. méd.* 15 nov.).

210. VIGROUX (A.). Trait. de l'arthrite aiguë blenn. et en part. par le cour. continu. (Thèse de

1904

211. CHARPENTIER (A.). — Sur le transport électrolytique de certains ions dans la gélatine. (*Comptes rendus de l'Academie des Sciences.*, 29 Juin 1903, page 1652).

212. GRANGER (A.). — Cas de cancer traités par la Cataphorèse mercurielle (New. Orléans méd. and Surg., août 1904. *Revue de thérap.*, 1er sept. *Arch. d'élect. méd.*, 25 décembre).

213. HALL. — A note on the treatment of multiple warts by the internal use of magnésium salt (B. J. D., Juillet, p. 262).

214. LEDUC (S.). — Les ions en médecine (Congrès de l'A. F. A. S. Grenoble ; *archiv. elec. med.*, 25 sept).

215. LEDUC. — (Congrès de Grenoble de l'association française pour l'avancement des sciences). Action coagulante de l'anode zinc.

216. LEDUC (S.). — Traitement des névralgies par l'ion salicylique (*arch. d'elec. med.*, 10 Juin.)

217. id. — Traitement des névralgies par l'ion quinine (*Arch. d'elec. med.*, 25 Juillet).

218. LAQUERRIÈRE. — Les électrodes en métaux solubles en gynéc (A. F. A. S. Congrès de Grenoble).

219. LARAT. — Rapport sur les bains hydro-élect. (A. F. A. S. Congrès de Grenoble).

220. LOTINE Trait des aff. des voies lacrym. par l'électrol. (*Rous. Vralch.*, nos 21 et 22).

221. id. — Sur le trait. des voies lacrym. par l'électrol. (IXe congrès des Médecins). *Arch. d'elec. med.*. 10 mai 1907.

222. RICE (C.). — De l'emploi des électrodes solubles dans le trait. des aff. nasales et phar ; (*New. York. med. journ.*, 22 décembre).

223. SALAGHI. — Imprégnat des tissus de l'organ. par des précipités électrolytiques (*Arch. de biologie*, 1er mai).

224. VERNAY. — Trait. des blenn. chron. par l'oxy. d'Ag. électrol., (A. F. A. S. Cong. de Grenoble). *Bulletin* n° 9 Nov. 1904 page 330).

225. VOCORET. — Urines et électrolytes. Etude de leur résistivité. (Thèse de Lyon).

1905

226. AMBART (L.) et MAYER (A.). — La théorie des ions et ses applications en Biologie (*Revue générale Semaine médicale*, 30 avril).

227. AMBROSIUS, BARTH, (LEIPZIG). — Die Jonen oder électrolytische Thérapie.

228. BORDIER et ROUCH. — Expérience sur les phénomènes d'entraînement et le transport des ions par l'Electricité statisque. (Congrès de l'A. F. A. S., Cherbourg ; (*Archiv. d'élect. med.* 25 janvier 1906).

229. GUILLEMINOT (H.). — Electricité médicale. Travail du Laboratoire du Professeur Bouchard. Paris.

230 LEDUC (S.). — Guérison d'un cas douloureux de la face datant de trente cinq ans par trois séances d'introduction de l'ion salicylique (Congrès de l'A. F. A. S., Cherbourg. *Arch. d'él. med.* 10 nov.).

231. LEDUC (St.). — Etude sur la résistance électrique du corps humain. (*Arch. d'élec. med.*, 12 août. Congrès de A. F. A. S.).

232. LEWIS JONES (de Londres). — Traitement de l'épithélioma de la face par l'ion zinc, et étude sur l'emploi des ions en thérapeutique (publié dans the Lancet et traduit dans les *arch. d'élec. med.*).

233. SALAGHI (de Bologne). Imprégnation des tissus de l'organisme par des précipités électrolytiques (*arch. ital. de biol.*, t. XLIII, fasc. 1• mai ; *Arch. d'élec. med.*).

1906

234. BABINSKI et DELHERM. — Cour continu dans la névralg. du trij., (*Sociéte de Neurologie*, 3 mai).

235. BABINSKI. — Trait. de la névral. faciale par la galv. (*Bull. med.* 26 mai).

236. BERGONIÉ et BOURSIER. — Trait. elect. des fibromes utérins, (*Arch. d'el. med.*)

237- BERGONIÉ et MOURE. — Des trait. par l'électrol. des déviations et éperons de la cloison du nez. (*Arch. d'el. med.*).

238. BORDET (d'Alger). — Trait. du rhum. art. aigu par l'ion salicyl. (Arch. des lab. des Hôpit. d'Alger, fasc. IV. juin). (*Arch. d'el-med.* 10 janvier 1907).

239. COURTADE. — Des névralgies vesico-urétrales et de leur trait. électrol. (*Presse medic.* 17 oct.).

240. CIRERA SALSE. — Furoncles et anthrax. Leur traitement par les courants de morton et l'électrolyse (Annales d'élec. et de rad. mai 1905). — *Revue de thérap. méd. et ch.*, 1905. *Annales de thé. de derm. et de syphil.* 1906 p. 366).

241. FRADIN. — De la résistance électrique du corps humain (Thèse de Paris).

242. FORGUE et JEANBRAU. — Angione de l'urètre chez un enfant avec hémorragie abondante; traitement par l'électrolyse interstitielle *Presse médicale* 17 oct. 1906). (X° congrès d'urologie oct. 1906).

243. HAGE. — Deux cas d'anév. thorac. et un anév. du tronc innominé traité par l'introd. d'un fil métall. et l'électrol. (*Arch. d'el. méd.* janvier).

244 LOEB. — Etude sur les ions (*Revue génér. des sciences*, 15 sept.).

245. LEDUC (S.). — Les nouvelles théories des solutions dans leurs rapports avec la médecine (*Presse medicale*).

246. LEDUC (S.). — (*Province médicale* N°. 21, p. 246).

247. LEDUC (St.). — Action coagulante de l'ion zinc et effet albuminolytique de l'électrolyse (*arch. d'él. méd.* 2 déc.)

248. LEBON (H.). — Traitement des angiomes par l'électrolyse. (*annales de thérap. Derm. et syphil.* p. 289).

249. MASIP. — Electrol. cuprique dans l'ozène Rivista de ciencias méd. de Barcelona).

250. ROMME (R.). — Les ions en thérap.. (*Presse médic.* n° 49).

251. SOCIÉTE de MÉDECINE BERLINOISE. — Electrol. destructive combinée à l'ionisation (7 novembre).

252. TAYLOR. — Epithélioma par les ions zinc. (*médical electrology et radiology*, août 1906).

253. ARTHUS (D.). — *id.*

254. ZIMMERN. — Eléments d'electrothérapie clinique.

255. — Les ions et les médicaments ioniques (*Presse médicale*).

1907

256 BRILLOUET (R.). — Etude physique et thérapeutique des ions et particulièrement de l'ion Iode. (Thèse de Paris).

257. BESSON-MASSEY (Philadelphie). — Stérilisation cataphoretique du

cancer (Congrès de Rome). (*Arch. d'él. méd.*, 25 oct.). *Bulletin médical*, sept. 1907.

258. BERGONIÉ (Bordeaux). — Importance et désiderata de l'électro-diagnostic. (Cong. de Rome). *Arch. d'el. méd.*, 25 oct.).

259. BERTHOMIER (Vichy). — L'électrothérapie comme trait. complém. des eaux de Vichy chez les diabét. glycosuriques (Congrès de Rome).

260. BILLINSKIN. — Goutte aiguë et rhumatisme articulaire aigu traités par le c. c. h. i. (*Bullet. off. d'électroth. et de Rad.*, avril).

261. CLOITRE (G.). — Etat actuel et revue critique de l'électrolyse médicamenteuse. (Thèse Paris).

262. GHILARDUCCI (Rome). — Thérapeutique électrique de la paralysie periphérique du facial. (Congrès de Rome).

263. DESFOSSES (P.) et MARTINET. — Technique de la thérapeutique ionique. (*Presse médicale*, 2 janvier).

264. DOUMER. — Théorie des ions. (*Annales d'electrobiologie*, mai).

265. DOMENICO D'ANNAN (Venise). — Sur l'introduction des médicaments dans l'organisme au moyen de l'électricité. (Congrès de Rome) *Arch. d'elect. med.* 25 oct.).

266. DELHERM et LAQUERRIERE. — Introduction électrolytique d'ions médicamenteux. (Cong. de Rome). *Arch. d'elec. med.* 25 oct.). *Bulletin medical*, sept. 1907).

267. DESPLATS. — Trait du tic douloureux de la face par le courant continu et l'ion salicylique. (*Arch. d'el. med.* 10 avril. (*Arch. d'elect. med.*. 25 nov.).

268. DESCHAMPS (Rennes). — L'introduction électrolytique des méd. (Congr. de Paris du 14 oct.). (*Arch d'él. méd.* 10 nov.).

269. DURCY. — Le massage et l'ionisation dans les affections articulaires. (*Arch. d'él. méd.* 25 août). *Revue de thérap. medico-chirurg.*. 15 juillet).

270. FOVEAU DE COURMELLES. — Elect. médec. ions et état colloidal. (Leçon inaug. du cours libre d'électr. 15 avril).

271. FONTANA (Salsomagiore). — Action des divers courants sur les vaisseaux sanguins. (Cong. de Rome).

272. *Id.* — Actions des bains électriques sur la pression artérielle, sur la force dynamométrique et sur les échanges. (Cong. de Rome).

273. GAUTRELET. — Des mod. qu'entraîne la suppression de la circul. dans l'électrol. (Société de Biologie 24 mai).

274. GAUTRELET (Bordeaux). — Action sur le cœur de certains ions métalliques introduits par l'électrolyse dans la circulation de l'animal. (*Arch. d'elect. med.*, 25 décembre.).

275. GAUTRELET (Jean). — De la réalisation des crises épileptiformes obtenues par l'électrolyse, chez le lapin. (*Societe de Biologie*, 7 mai).

276. GONZALES (José). — Un cas de sclérodermie généralisée guéri par le courant galvanique. (Cong. de Rome).

277. GUILLEMINOT, — Electricité médicale.

278. HEUMAN. — Thérapeutique électromedicamenteuse (Arch. d'élec. méd., 25 mars). *Med. mod.*, 12 décembre 1906.

279. HARTEMBERG. — A propos de la thérapeutique ionique (Arch. d'élec. méd., 10 juillet). (*Journal de physiothérapie*, avril).

280. KENNON DUNHAM. — Technique personnelle du traitement de l'épithélioma cutané. (Persona technique in the treatment of épithelioma). *Arch. derm.*, p. 466).

281. *Id.* — Traitement de l'ulcus rodens par l'ion zinc. (*Arch. derm.* p. 467.

282. LAQUERRIÈRE. — Electromécanothérapie (Congrès de Rome).

283. *Id.*— L'Electromécanother. comme procédé de rééducation (Congrès, de Rome).

284. *Id.* — Sur le mécanisme de l'action sur les lésions profondes des médicaments introduits par l'électrolyse (*Bulletin d'electrothérapie et de radiol.*, décembre).

285. LEWIS-JONES (H.). — Traitement de l'épithélioma par les ions zinc (Leçon faite au médical graduates College and Polyclinic : traduite de *Britisch medical journàl* par S. Leduc et publiée le 25 mars dans les *arch. d'élec med.*).

286. LEWIS-JONES et FLAGELLE. — Traitement des verrues par l'ion magnésium. (*Arch. d'élect. méd.*, 25 fév.).

287. LEDUC. — L'électrolyse des tissus vivants. *Arch. d'elec. med*, 25 mai). *Revue de therapeutique*, 1er novembre 1902.

288. LEDUC. — Ions et médications ioniques. (Monographie publiée par l'*Œuvre medico-chirurgicale*).

289. LEDUC. — Ion phosphorique (*Presse med.* 13 nov.).

290. LEDUC. — Ion calcium (*Presse med.*, 1er mai).

291. LUISADA (Florence). — Bains hydroélectriques. (Congrès de Rome). *Arch. d'éleo. med.*, 25 oct.

292. LINIARDI (Catania) — L'électrothérapie dans la contracture hystérique (Congrès de Rome).

293. MALHERBE (Aristide). — De l'electroionisation transtympanique. (*Arch. d'elec. med.*, 10 juin).

294. MAINGOT (G.). — Electro-cocainisation de la muqueuse pituitaire (*Ann. des mal. de l'oreille et du larynx*, avril).

295. MOSCUCCI (Trévigl'o). — Influence du courant galvanique sur la secrétion du suc gastrique (Cong. de Rome).

296. MODINOS (Alexandrie). — La thérapeutique de l'ankylose par le courant galvanique (Cong. de Rome).

297. MORIN (Nantes). — Névralgie faciale grave guérie par le trait. ionique salicylé (*Arch. d'elec. med.*, 25 août).

298. MARTINET (A.). et DESFOSSE. — Ion zinc (*Presse med.*, 10 juillet).

299. — Sclérolyse ionique (*Presse med.*, 20 avril).

299 *bis*. — L'Ion salicylique *Presse med.* 20 avril ou n° 32, 1906.

300. C. ROQUES (Bordeaux). — Contribution à l'étude de la résistance électrique du corps humain après saturation de la peau par l'ion salicylique (*Arch. d'elec. méd.* 10 août).

301. SCHATZKY (Varsovie). — Electrode fixe (Cong. de Rome).

302. SARASON (Berlin). — Quelques nouveautés en électrothérapie (Congrès de Rome).

303. SCHATZY (de Moreau). — Quelques données concernant la not. des ions et des molécules. (*Ann. d'élec. et de rad. fond.*)

304. SCHMITT (Paris). — A propos de la méd. ionique. (Cong. de Reme).

305. TUFFIER et MAUTÉ. — A propos de la médication ionique, (*Société de biologie*, 19 janvier).

306. TRÉSARE. — Ionisation dans cert. aff. chirurg. (Cong. de Rome).

307. ALBERT WEIL — Bains hydroélectriques (Cong. de Rome) (*Arch. d'élec. méd.* 25 oct.).

308. ZIMMERN — L'introduction électrolytique méd. aux XVIII° et XIX siècles (*Presse méd.* 13 février).

309. ZIMMERN. — L'introd. électrolytique des médicaments (Cong. de Paris du 14. oct.) (*Arch d'élec. med.* 10 nov).

1908

310. D'ARGENSON et BORDET. — Le traitement de quelques affections articulaires, périarticulaires, cutanées, par l'électrolyse de l'hyposulfite de soude (*Arch. d'élec. méd.* 10 juin).

311. BORDET. — Deux observations de verrues planes rapidement guéries par l'ion magnésium (*Arch. d'élect. med.* p. 180).

312. BROCQ. — Traitement des épithéliomes superficiels par l'électrolyse négative simple. Bull. med. 20 nov. 1907. *Annales de ther-derm. et syphil.*, 5 mai 1908.

313. DELHERM et LAQUERRIÈRE. — Ionothérapie électrique (Actualités médicales).

314. GILBERT BALLET et DELHERM. — Traitement du goitre exophtalmique (*Bull. off. d'électrot. et de rad.* mars).

315. MENDEL. — L'ion cocaine et l'ion zinc en thérapeutique dentaire (Thèse de Paris).

316. ALBERT WEIL. — L'introduction électrolytique des médicaments (*Journal des Praticiens*, 25 janv.).

317. ZIMMERN. — Traitement des kéloïdes (*Annales de thérap. derm. et syphil.*, 5 avril).

TABLE DES MATIÈRES

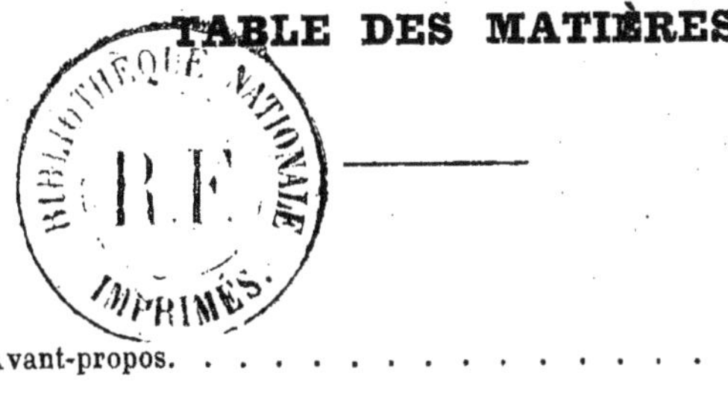

PREMIÈRE PARTIE

DEUXIÈME PARTIE

ANGOULÊME

IMPRIMERIE L. COQUEMARD ET Cie

www.ingramcontent.com/pod-product-compliance
Ingram Content Group UK Ltd.
Pitfield, Milton Keynes, MK11 3LW, UK
UKHW020237220726
13923UKWH00002B/712